U0200205

《康平本伤寒论》和《康治本伤寒论》系《伤寒论》在日本的古传本，或更接近原著本貌。

康治本·康平本伤寒论

〔东汉〕张仲景 著

付国英 张金鑫 点校

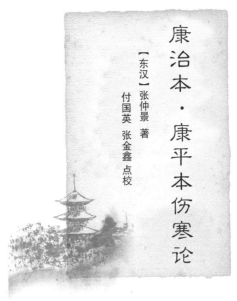

学苑出版社

图书在版编目（CIP）数据

康治本伤寒论·康平本伤寒论/付国英，张金鑫点校.
北京：学苑出版社，2012.1（2019.1 重印）
ISBN 978－7－5077－3944－2

Ⅰ.①康…　Ⅱ.①山…②付…③张…　Ⅲ.①伤寒论－
版本－研究　Ⅳ.①R222.29

中国版本图书馆 CIP 数据核字（2012）第 005491 号

责任编辑：付国英
出版发行：学苑出版社
社　　址：北京市丰台区南方庄 2 号院 1 号楼
邮政编码：100079
网　　址：www.book001.com
电子信箱：xueyuanpress@163.com
电　　话：010-67603091（总编室）、67601101（销售部）
经　　销：新华书店
印　刷　厂：北京市京宇印刷厂
开本尺寸：890×1240　1/32
印　　张：4.5
字　　数：83 千字
印　　数：8001—10000 册
版　　次：2012 年 2 月第 1 版
印　　次：2019 年 1 月第 4 次印刷
定　　价：29.00 元

前　言

　　《日本江户汉方医中医经典研究丛书》收录十四部日本江户时期汉方医学家研究中医古典著作的作品。日本学习研究中医具有悠久的历史。《黄帝内经》《神农本草经》《伤寒杂病论》三部经典著作犹如金鼎之三足，承托起中医宏伟之大厦，它们在历史发展的长河中，汇集众流，生生不息，不仅为华夏民族的医学奠定坚实基础，而且对日本的医学发展也产生了巨大影响。日本的汉方医学就是以这三部医学经典著作为基础而诞生和发展起来的。

　　现代以研究中国医学史和中医文献著称的日本北里大学东洋医学综合研究所医史学研究部部长小曾户洋先生在《日本汉方典籍辞典·汉方医学之吸纳与变迁》一文中说："所谓汉方，即日本人对中国传统医学之称呼，为近世所创词汇。"以研究和运用中国传统医学为重点并融入日本医疗经验与特点的日本医学家称为"汉方医"。小曾户洋先生又说："传承至今的《黄帝内经》《神农本草经》《伤寒论》三大经典，为汉方医学最基本经典。无论中国或日本，对此给予极大重视及最高评价。汉方医

1

学起源于此三书。换言之，不研习此三书，不可谓知汉方医学。因而，日本大量编著、出版有关《黄帝内经》《伤寒论》及《本草经》（近世以《本草纲目》为主）之注解研究著作。"

这套《日本江户汉方医中医经典研究丛书》之所以把收录重点放在江户中后期的作品上，是因为，从日本医学发展史上看，江户医学家的学术著作不仅是运用中国清代考据学的理论与方法撰著而成的，显示了考据之学的影响、魅力与方法，而且直至今天，这些著作，仍然具有鲜活的生命力和较高的参考借鉴价值。江户时期研究中医古典医籍的学者，对传入日本的中国考据学家的著作如饥似渴地学习与研究。日本学者木宫泰彦《日中文化交流史》说，江户时期的学者，如果对清代的考据之学无所知，就会被同仁耻笑。正是在这种学风的影响之下，江户中后期，才产生了一批高水平的医经考据学家及有价值的医经考据学著作，他们的著作，至今尚未被全面地介绍到中国来。小曾户洋先生下面这段话说得客观而确切：

江户后期，对于古来多以主观意识解释古典文献现象加以批判，反省之同时，兴起医学考据学派，直至幕末，此学派之研究成果可谓登峰造极。考证学派继承清朝考证学派学风，将考据方

前　言

　　《日本江户汉方医中医经典研究丛书》收录十四部日本江户时期汉方医学家研究中医古典著作的作品。日本学习研究中医具有悠久的历史。《黄帝内经》《神农本草经》《伤寒杂病论》三部经典著作犹如金鼎之三足，承托起中医宏伟之大厦，它们在历史发展的长河中，汇集众流，生生不息，不仅为华夏民族的医学奠定坚实基础，而且对日本的医学发展也产生了巨大影响。日本的汉方医学就是以这三部医学经典著作为基础而诞生和发展起来的。

　　现代以研究中国医学史和中医文献著称的日本北里大学东洋医学综合研究所医史学研究部部长小曾户洋先生在《日本汉方典籍辞典·汉方医学之吸纳与变迁》一文中说："所谓汉方，即日本人对中国传统医学之称呼，为近世所创词汇。"以研究和运用中国传统医学为重点并融入日本医疗经验与特点的日本医学家称为"汉方医"。小曾户洋先生又说："传承至今的《黄帝内经》《神农本草经》《伤寒论》三大经典，为汉方医学最基本经典。无论中国或日本，对此给予极大重视及最高评价。汉方医学起源于此三书。换言之，不研习此三书，不可谓知汉方医学。因而，日本大量编著、出版有关《黄帝内经》《伤寒论》及《本草经》（近世以《本草纲目》为主）之注解研究著作。"

这套《日本江户汉方医中医经典研究丛书》之所以把收录重点放在江户中后期的作品上，是因为，从日本医学发展史上看，江户医学家的学术著作不仅是运用中国清代考据学的理论与方法撰著而成的，显示了考据之学的影响、魅力与方法，而且直至今天，这些著作，仍然具有鲜活的生命力和较高的参考借鉴价值。江户时期研究中医古典医籍的学者，对传入日本的中国考据学家的著作如饥似渴地学习与研究。日本学者木宫泰彦《日中文化交流史》说，江户时期的学者，如果对清代的考据之学无所知，就会被同仁耻笑。正是在这种学风的影响之下，江户中后期，才产生了一批高水平的医经考据学家及有价值的医经考据学著作，他们的著作，至今尚未被全面地介绍到中国来。小曾户洋先生下面这段话说得客观而确切：

江户后期，对于古来多以主观意识解释古典文献现象加以批判，反省之同时，兴起医学考据学派，直至幕末，此学派之研究成果可谓登峰造极。考证学派继承清朝考证学派学风，将考据方法导入医学领域，热衷于从文献学上，客观注释整理汉方古籍。此类研究需要有高度学问素养，其重镇集中于江户学馆，曾形成以多纪元简、元坚父子为中心之学术团体。之后，伊泽兰轩、涩江抽斋、小岛宝素（此三者森鸥外史传中有记载）、森立之等优秀学者辈出，医学考证学者之业绩，远远超过同领域同时代中国学界之研究。其主要著作明治维新以后，输入中国，使中国医学界受到颇大震动。

清朝乾隆、嘉庆、道光、咸丰时期，与日本江户中后期大致相当。乾嘉道咸时期的考据之学，如日中天，家弦户诵，对经传子史之研治影响非常巨大，而对医学界之影响相对较小，医学家精力之所凝聚是从《内经》《本经》《伤寒》等古籍寻求理法方药之精髓，探寻组方用药之秘要，对古籍之版本、目录、音韵、训诂、校勘——这正是清代考据学派终身投入研究并取得辉煌成就的学术领域——等用力较少，也就是说，在文献考据方面成就不甚突出。章太炎先生对此有所评说："近世治经籍者，皆以得真本为亟，独医家为艺事，学者往往不寻古始"（见1924《山西医药杂志》第二十期），"医者以疗病为任者也，得其疗术，即病因可以弗论"，故医家于文献考据致力甚少，而同时期之日本学者，在文献考据领域致力独多，所以太炎先生又说："自《伤寒论》传及日本，为说者亦数十人，其随文解义者，颇视中土为审慎。其以方术治病，变化从心，不滞故常者，又往往多效，令仲景而在，其必曰：吾道东矣！"（见 1931 年《伤寒今释序》，载 1936《苏州国医杂志》第十期）。上世纪三十年代太炎先生得到章次公惠赠的《皇汉医学丛书》，大喜，致信章次公说："今日欲循长沙之法，此公亦一大宗师也。有志者不妨径往求学，程以四年，所费不过四五千元，而利泽可以无既。东方明星独灼，然在人头上，此机恐不可放过。"（见《章太炎全集》第八集《致章次公信》）。

《日本江户汉方医中医经典研究丛书》的出版，不仅对中国研究中医古典文献者及爱好中医古籍者是一部有益的作品，就是对研究中日文化交流史及研究中国传统文化的朋友也有许多启发。

钱超尘

2011 年 12 月 8 日于北京望京花园

点 校 说 明

一、东汉张仲景著《伤寒杂病论》，由于战乱散佚不全，后西晋王叔和整理为《伤寒论》和《金匮要略》两书，其中《伤寒论》流行最广，被历代医家所推崇，研习者甚多。除经王叔和整理之外，其他版本《伤寒论》仍在流传，故而存在诸多版本，国内目前发现的有《敦煌本伤寒论》、《淳化本伤寒论》、《唐本伤寒论》、《宋本伤寒论》、《桂林古本伤寒杂病论》、《长沙本伤寒杂病论》、《金匮玉函经》等。另外，在日本发现了《康平本伤寒论》和《康治本伤寒论》两种版本，有别于国内版本，值得我们深入研究，以了解仲景《伤寒论》原貌。

二、此次出版，《康平本伤寒论》以《和气氏古本》为底本，《康治本伤寒论》以户上玄斐版刻本《康治本伤寒论》为底本，均以宋本《伤寒论》为校本，改竖排繁体为横排简体，重新标点。书中注释性文字（批注、眉批等）标于文中对应部分并加以括号。对于书中出现的明显错字、误字，对照宋本《伤寒论》予以径改，不出注；与宋本《伤寒论》内容有异之处，保留原文，文下出注；并对个别疑难字词作了注解。

在此，要特别感谢文献训诂专家钱超尘先生在本书的点校出版过程中予以大量专业的学术指导和反复的审订修改，使得本书的质量和价值有了更进一步的提高。但由于点校者水平有限，文中还可能有欠妥之处，衷心希望读者批评指正。

张金鑫　付国英

2011 年 8 月

目　录

康治本伤寒论

---

① 蓡：同"参"，此处以下"蓡"均改为"参"。

---

①　□：《康治本》此处缺损，《宋本》作"苓"。

康平本伤寒论

康治本伤寒论

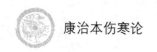
《康治本伤寒论》序

　　余平生喜聚古写方书，苟闻有藏之者必求而观焉。往年越后人某示影钞康治年间沙门了纯写《伤寒论》一卷，开合数回不能释手。问其原本，则云藏同乡某处。余欲之而口不敢言，到今宛然心目矣。一日，柳河户上玄斐来谒，亦出示一卷，盖其友河口春龙誊从奥人，而玄斐以宋板对校者也。然则奥人所藏转归越人手，而余曾观其影钞。吁！亦可谓奇矣！抑玄斐之苦心笃志实可嘉也。因怂恿寿诸梨枣，而他日余亦或得越人影钞而梓之，与此并行焉，则岂不亦一大快事乎！乃为弁其由于卷端。

　　嘉永二年春王正月　中务少辅丹波赖易　池内奉时填讳

　　先考既作此序，未及净书而易箦矣。玄斐因请余代书，援笔不堪风木之叹也。

　　　　　　　　　　　丙辰嘉平月　丹波赖德识

刻《康治本伤寒论》叙

　　余尝游北筑，与唐津人河口春龙相善。乙巳春，余将东游，邅道①过肥，会其不在焉。其明年邂逅于京师，欢如旧日矣。示一小册于余曰：此书比睿山所藏，奥之医生得之武州永源寺僧。吾学于东武，与其人欢，固请得见，因写藏之。原本唐贞元乙酉所写，相传昔者睿山僧入唐，誊写以归。康治二年癸亥，沙门了纯再写焉，卷末所录，可参征也。唯卷中作圈及二四八、六十四等字，不知何故。余受读之者再三，较诸宋板、成本及近世坊本，所载方仅五十首，如其阙文，是固无论。以余臆之，此书或别有所流传，而未经叔和氏之撰次者钦。盖李唐距西晋三百余年，互相传写，固当有别本，且前辈所疑而阙如者，此书概不载，以为古之遗文，亦不诬也。自贞元至于康治三百余年，自康治至于今七百余年，既经千载之久，彼之所逸，而独岿然存乎本邦者，谓之灵祇所护，谁曰不然？岂非国家文明之化，施及方技者邪！览者不以余言之固陋弃之，则幸甚。

　　嘉永改元春三月望　柳河医官　户上重较玄斐谨撰

---

　　① 邅（zhān）道：坎坷的道路。

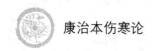

凡　例

一、此书在卷末蠹毁者，似"乙"字。按《唐书》德宗贞元二十一年乙酉崩，而顺宗即位，其八月改元永贞也。

二、唐贞元二十一年，当我延历二十四年，至康治二年，三百三十九年；自康治二年，至嘉永纪元，七百五年。合计之，则千四十四年也。

三、此书较宋板、成本及近世坊本仅什一也，其前后次第亦颇不同。蠹毁误脱，不敢补之，所以存旧也。

四、此书所载方，通计五十首。而原本不举其目次，今录之，以备便览耳。

五、此书原题曰《伤寒论》，然宋板及其佗类本甚多，而近世所行小刻本独以《伤寒论》称焉。因冠以《康治本》三字，而别小刻而已。

六、世所传《伤寒论》，宋板最古，故标注引宋板以辨异同。抑以余之浅学疏卤，恐多误谬，览者恕焉。

户上重较又识

伤 寒 论 (康治本伤寒论　柳河户上重较标注)

太阳之为病，脉浮，头项强痛而恶寒。

太阳病，发热，汗出，恶风，脉缓者，名为中风。

太阳病，或已发热，或未发热，必恶寒，体痛，呕逆，脉阴阳俱紧者，名曰伤寒（宋板作"名为伤寒"）。

太阳中风，阳浮而阴弱，阳浮者，热自发，阴弱者，汗自出，啬啬恶寒，淅淅恶风，翕翕发热，鼻鸣干呕者，**桂枝汤**主之。

桂枝三两，去皮　芍药三两　甘草二两，炙　生姜三两，切
大枣十二枚，擘

上五味，㕮咀三味（按宋板无"三味"字，恐衍①），以水七升②，微火煮取三升，去滓，适寒温，服一升（宋板"服一升"下有"服已须臾，啜热稀粥一升余，以助药力。温覆令一时许，遍身漐漐微似有汗者益佳，不可令如水流离，病必不除。若一服汗出病差，停后服，不必尽剂。若不汗，更服依前法。又不汗，后服小促其间。半日许，令三服尽。若病重者，一日一夜服，周时视之。服一剂尽，病证犹在者，更作服。若汗不出，乃服至二、三剂。禁生冷、粘滑、肉面、五辛、酒酪、臭恶等物"百三十一字）。

---

① 按宋板无"三味"字，恐衍：此注释疑有误，《宋本》原文有"三味"两字。

② 升：《康治本》作"舛"，今据《宋本》改为"升"。

太阳病，头痛，发热，汗出，恶风者①，**桂枝汤**主之。

太阳病，项背强几几，反汗出恶风者，**桂枝加葛根汤**主之。

桂枝三两，去皮　芍药三两　甘草二两，炙　生姜三两，切　大枣十二枚，擘　葛根四两

上六味，以水一斗，先煮葛根，减二升，去上沫，内诸药，煮取三升，去滓。温服一升（按宋板有"麻黄三两，去节"六字，恐衍。且作桂枝、芍药各二两，"上六味"云云亦作"上七味，以水一斗，先煮麻黄、葛根"云云，"温服一升"下有"覆取微似汗，不须啜粥，余如桂枝法将息及禁忌"十九字）。

太阳病，发□②，遂漏不止，其人恶风，小便难，四肢微急，难以屈伸者，**桂枝加附子汤**主之。

桂枝三两，去皮　芍药三两　甘草二两（宋板作"甘草三两"），炙　生姜三两，切　大枣十二枚，擘　附子一枚，炮，去皮，破八片

上六味，以水七升，煮取三升，去滓，温服一升（宋板"温服一升"下有"本云，桂枝汤今加附子。将息如前法"十四字）。

太阳病，下之后，脉促胸满者，**桂枝去芍药汤**主之。

桂枝三两，去皮　甘草二两，炙　生姜三两，切　大枣十二枚，擘

---

① 者：《宋本》无。

② □：《宋本》作"汗"。

上四味，以水七升，煮取三升，去滓，温服一升（宋板"温服一升"下有"本云，桂枝汤今去芍药。将息如前法"十四字）。

服桂枝汤，或下之后（宋板"下之"下无"后"字），仍头项强痛，翕发热（按宋板及诸本皆作"翕翕发热"，此书恐似脱一字），无汗，心下满微□①，小便不利者，**桂枝去桂枝加白术茯苓汤**主之（按宋板及诸本皆作"桂枝去桂加茯苓白术汤"）。

芍药三两　甘草二两，炙　生姜三两，切　大枣十二枚，擘　白术三两　茯苓三两

上六味，以水七升，煮取三升，去滓，温服一升（宋板作"水八升"。"温服一升"下有"小便利则愈。本云桂枝汤，今去桂枝，加茯苓、白术"十九字）。

服桂枝汤，不汗出后，大烦渴不解，脉洪大者，**白虎加人蓡**②**汤**主之（按宋板作"大汗出"，"人蓡"亦作"人参"，且载剂及煎法）。

伤寒脉浮，自汗出，小便数，心烦，微恶寒，脚挛急，反服桂枝汤。得之便厥，咽中干，烦躁，吐逆者，**与甘草干姜汤**，以复其阳。若厥愈者，**与芍药甘草汤**，以其脚伸；若胃气不和，谵语者，**与调胃承气汤**；若重发汗者，**四逆汤**主之（宋板作"伤寒脉浮，自汗出，小便数，心烦，微恶寒，脚挛急，反与桂枝欲攻其表，此误也。得之便厥，咽中干，烦躁，吐逆者，

---

① □：《宋本》作"痛"。
② 蓡：同"参"，此处以下"蓡"均改为"参"。

作甘草干姜汤与之，以复其阳；若厥愈足温者，更作芍药甘草汤与之，其脚即伸；

若胃气不和，谵语者，少与调胃承气汤；若重发汗，复加烧针者，四逆汤主之"）。

甘草四两，炙　干姜三两

上二味，以水三升，煮取一升二合，去滓，分温再

服（宋板作"干姜二两"，"二合"作"五合"）。

芍药三两　甘草三两，炙

上二味，以水五升，煮取一升五合，去滓，分温三

服（按宋板作"白芍药、甘草各四两，炙"，"五升"作"三升"，"三服"作"再

服"，其下有调胃承气汤方及煎①法二十八字，四逆汤方及煎法三十一字）。

太阳病，项背强几几，无汗 恶 ②风者（宋板"恶风"下

无"者"字），**葛根汤**主之。

葛根四两　麻黄三两，去节　桂枝二两，去皮　芍药二两

甘草二两，炙　生姜三两，切　大枣十二枚，擘

上七味，以水一斗，先煮葛根、麻黄③，减二升，

去白沫，内诸药，煮取三升，去滓，温服一升（宋板"温服

一升"下有"覆取微似汗，余如桂枝法将息及禁忌。诸汤皆仿此"二十字）。

太阳与阳明合病者，必自下利，**葛根汤**主之。

太阳与阳明合病，不下利，但④呕者，**葛根加半夏**

---

① 煎：《康治本》写作"前"，今据文意改。

② 恶：《康治本》此处部分缺损，《宋本》作"恶"。

③ 葛根、麻黄：《宋本》作"麻黄、葛根"。

④ 但：《康治本》作"佀"，今据《宋本》改。

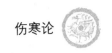

汤主之。

葛根四两　麻黄三两,去节　桂枝二两,去皮　芍药二两
甘草二两,炙　大枣十二枚,擘　生姜三两（宋板作"生姜二两,切"）
半夏半升,洗

上八味,以水一斗,先煮葛根、麻黄,减二升,去
白沫,内诸药,煮取三升,去滓,温服一升（宋板"温服一
升"下有"覆取微似汗"五字）。

太阳病,头痛发热,身疼腰痛,骨节疼痛,恶风无
汗而喘者,**麻黄汤**主之。

麻黄三两,去节　桂枝二两,去皮　甘草二两（宋板作"甘草一
两"）,炙　杏仁七十个,去皮尖

上四味,以水九升,先煮麻黄,减二升,去上沫,
内诸药,煮取二升半,去滓,温服八合（宋板"温服八合"下
有"覆取微似汗,不须啜粥,余如桂枝法将息"十六字）。

太阳中风,脉浮紧,发热恶寒,身疼痛,不汗出而
烦躁者,**青龙汤**主之（宋板作"大青龙汤主之",下有"若脉微弱,汗出
恶风者,不可服之。服之则厥逆,筋惕肉①瞤,此为逆也"二十六字）。

麻黄六两,去节　桂枝二两,去皮　甘草二两,炙　杏仁四十
个,去皮尖　生姜三两,切　大枣十二枚,擘　石膏如鸡子大,碎（宋
板作"杏仁四十枚"、"大枣十枚"）

---

① 肉:《康治本》作"囟（䐃）",今据《宋本》改。

上七味，以水九升，先煮麻黄，减二升，去上沫，内诸药，煮取三升，去滓，温服一升（宋板"温服一升"下有"取微似汗，汗出多者，温粉扑①之。一服汗者，停后服。若复服，汗多亡阳遂虚，恶风烦躁，不得眠也"三十六字）。

伤寒脉浮缓，身不疼但重，乍有轻时，无少阴证者，**青龙汤**②发之。

发汗，若下之后，昼日烦躁不得眠，夜而安静，不呕，不渴，脉沉微，身无大热者，**干姜附子汤**主之（按宋板作"下之后，复发汗"云云，且"不渴"下有"无表证"三字）。

干姜—两半　附子—枚，生用，去皮，破八片（按宋板作"干姜一两"，"破"亦作"切"）

上二味，以水三升，煮取一升二合（宋板作"煮取一升，去滓，顿服"），分温服，再服（按"温服"之"服"恐衍）。

发汗后，汗出而喘，无大热者，**麻黄甘草杏仁石膏汤**主之（宋板"发汗后"下有"不可更行桂枝汤"七字，"无大热者"下作"可与麻黄杏仁甘草石膏汤"）。

麻黄四两，去节　甘草二两，炙　石膏半斤，碎③（按宋板"麻黄四两，去节"下有"杏仁五十个，去皮尖"八字，此书盖似脱）

上四味，以水九升，先煮麻黄，减二升，去上沫，

---

① 扑：《宋本》作"粉"。
② 青龙汤：《宋本》作"大青龙汤"。
③ 半斤，碎：《宋本》作"半斤，碎，绵裹"。

内诸药，煮取二升，去滓，温服一升（宋板作"上四味，以水七升，煮麻黄，减二升"。"温服一升"下有"本云，黄耳杯"五字）。

发汗后，脐下悸，欲作奔豚者（按宋板"发汗后"下有"其人"二字，"脐下悸"下有"者"字，而"奔豚"下无"者"字），**茯□①桂枝甘草大枣汤**主之。

茯苓半斤　桂枝三两（宋板作"桂枝四两"），去皮　甘草二两，炙　大枣十五枚，擘

上四味，以甘烂水②一斗，先煮茯苓，减二升，内诸药，煮取三升，去滓，温服一升（宋板"温服一升"下有"日三服"三字。其下有"作甘烂水法：取水二斗，置大盆内，以杓扬之。水上有珠子五六千颗相逐，取用之"三十一字）。

发汗，若下之后，心下逆满，气上冲胸，起则头眩者（宋板作"伤寒若吐、若下后"，"头眩"下有"脉沉紧，发汗则动经，身为振振摇"十三字），**茯苓桂枝甘草白术汤**主之。

茯苓四两　桂枝三两，去皮　甘草二两，炙　白术二两

上四味，以水一斗，煮取三升，去滓，温服一升（按宋板作"水六升"，"温服一升"亦作"分温三服"）。

发汗，若下之后（按宋板"发汗，若下之"下无"后"字，而有"病仍不解"四字），烦躁者，**茯苓四逆汤**主之。

茯苓四两　甘草二两，炙　干姜一两半　附子一枚，生用，去

---

① □：《康治本》此处缺损，《宋本》作"苓"。
② 甘烂水：《宋本》作"甘澜水"。

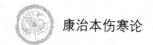

皮，破八片　　人参二两①

上五味，以水三升，煮取一升二合，去滓，分温再服（宋板作"以水五升，煮取三升，去滓，温服七合，日二服"）。

发汗，若下之后，反恶寒者，虚也，**芍药甘草附子汤主之**②。但热者，实也，与**调胃承气汤**（宋板作"发汗后，恶寒者，虚故也；不恶寒，但热者，实也。当和胃气，与调胃承气汤"）。

芍药三两　甘草三两，炙　附子一枚，炮，去皮，破八片

上三味，以水五升，煮取一升五合，去滓，分温三服（宋板"分温三服"下有"疑非仲景方"五字）。

大黄四两，酒洗（"大黄四两"下有"去皮，清"三字）　甘草二两，炙　芒硝③半升

上三味，以水三升，煮取一升，去滓，内芒硝，更煮两沸，顿服。

发汗，若下之后，虚烦不得眠。若实剧者（宋板作"发汗后，水药不得入口为逆，若更发汗，必吐下不止。发汗吐下后，虚烦不得眠，若剧者"云云），必反覆颠倒，心中懊侬，**栀子豉汤**主之；若少气者，**栀子甘草豉汤**主之；若呕者，**栀子生姜豉汤**主之。

栀子十四个，擘　香豉四合，绵裹

---

① 宋板作"人参一两"。

② 发汗……附子汤主之：《宋本》作"发汗，病不解，反恶寒者，虚故也，芍药甘草附子汤主之"。

③ 硝：《康治本》作"消"，径改为"硝"。

上二味，以水四升，先煮栀子，得二升半，内豉，煮取一升半，去滓，分为二服，温进一服（宋板"温进一服"下有"得吐者，止后服"六字）。

栀子十四个，擘　甘草二两（宋板"甘草二两"下有"炙"字）香豉四合，绵裹

上三味，以水四升，先煮栀子、甘草，得（宋板"得"字作"取"）二升半，内豉，煮取一升半，去滓，分为二服①，温进一服（宋板"温进一服"下有"得吐者，止后服"六字）。

栀子十四个，擘　生姜五两　香豉四合，绵裹

上三味，以水四升，先煮栀子、生姜，得（宋板"得"作"取"）二升半，内豉，煮取一升半，去滓，分为二服②，温进一服（宋板"温进一服"下有"得吐者，止后服"六字③）。

太阳病发汗，汗出后（按"汗出后"字宋板作"汗出不解"），其人仍 发 ④热，心下悸，头眩，身𥉒动，振振欲擗地，脉沉紧者（宋板无"脉沉紧"三字），**真武汤**主之（宋板"真武汤主之"下载方及煎法）。

伤寒（宋板"伤寒"下有"五六日"三字）中风，往来寒热，胸胁苦满，嘿嘿不欲饮食，心烦喜呕，或胸中烦而不

---

① 分为二服：《宋本》作"分二服"。
② 分为二服：《宋本》作"分二服"。
③ 字：《康治本》作"服"，今据文意改。
④ 发 ：《康治本》此处部分缺损，《宋本》作"发"。

呕，或渴，或腹中痛，或胁下痞鞕，或心下悸，小便不利，或不渴，身有微热，或咳者，**小柴胡汤**主之。

柴胡半斤　黄芩三两　半夏半升，洗　生姜三两，切（宋板"切"作"洗"①）　人参三两　甘草三两，炙　大枣十二枚，擘

上七味，以水一斗二升，煮取六升，去滓，再煎取三升，温服一升，日三服（宋板"日三服"下有"若胸中烦而不呕者"云云百二十二字）。

伤寒（宋板"伤寒"下有"四五日"三字），身热恶风，颈项强，胁下满，手足温而渴者，**小柴胡汤**主之。

伤寒，阳脉涩，阴脉弦，法当腹中急痛，先与**建中汤**。不愈者，**小柴胡汤**主之（按宋板作"小建中汤"，"愈"亦作"差"）。

桂枝三两，去皮　芍药六两　甘草二两，炙　生姜三两，切　大枣十二枚，擘　胶饴一升

上六味，以水七升，煮取三升，去滓，内饴，更上微火消尽，温服一升（宋板作"更上微火消解，温服一升"，下有"日三服。呕家不可用建中汤，以甜故也"十五字）。

伤寒（宋板"伤寒"下有"二三日"三字），心中悸而烦者，**建中汤**②主之。

---

① 宋板"切"作"洗"：《宋本》亦作"切"。
② 建中汤：《宋本》作"小建中汤"。

太阳病，反二三下之，后呕不止，心下急，郁郁微烦者，**大柴胡汤**主之（宋板作"太阳病，过经十余日，反二三下之，后四五日，柴胡证仍在者，先与小柴胡。呕不止，心下急，郁郁微烦者，为未解也，与大柴胡汤，下之则愈）。

柴胡半斤　黄芩三两　半夏半升　生姜五两（宋板"半夏半升"下有"洗"字，"生姜五两"下有"切"字，此似脱文）　芍药三两　枳实四枚，炙　大枣十二枚，擘

上七味，以水一斗二升，煮取六升，去滓再煎，取三升①，温服一升，日三服（宋板"日三服"下有"一方加大黄二两。若不加，恐不为大柴胡汤"十七字）。

太阳病，热结膀胱，其人如狂，血自下，下者愈。但少腹急结者（宋板"太阳病"下有"不解"二字，"下者愈"下有"其外不解者，尚未可攻，当先解外；外解已，但少腹急结者，乃可攻之"二十七字），与**桃仁承气汤**（宋板作"宜桃核承气汤"）。

桃仁五十个，去皮尖　大黄四两，酒洗　甘草二两，炙　芒硝二合（宋板"大黄四两"下无"酒洗"二字，"芒硝二合"亦作"二两"）　桂枝二两，去皮

上五味，以水七升，煮取二升半，去滓，内芒硝，更上微火一两沸，温服五合（宋板作"更上火，微沸下火，先食温服五合，日三服，当微利"）。

---

①　取三升：《宋本》无。

伤寒，结胸热实，脉沉紧，心下痛，按之石硬者，**陷胸汤**□①之 <small>(宋板作"伤寒六七日，结胸热实，脉沉而紧，心下痛，按之石鞕者，大陷胸汤主之")</small>。

大黄<small>六两，酒洗</small> 芒硝<small>一升</small> 甘遂<small>一两，末</small>

上三味，以水六升，先煮大黄，取二升，去滓，内芒硝，煮一两沸，内甘遂末，温服一升 <small>(按此方在宋板属"太阳病，脉浮而动数"条，而作"大黄六两，去皮"，"甘遂一钱匕"，且"温服一升"下有"得快利止后服"六字)</small>。

太阳病，发汗而复下之后，舌上燥，渴，日晡所有潮热，从心下至小腹鞕满痛，不可近者，**陷胸汤**主之 <small>(宋板作"太阳病，重发汗而复下之，不大便五六日，舌上燥而渴，日晡所小有潮热，从心下至少腹鞕满而痛，不可近者，大陷胸汤主之")</small>。

伤寒，发汗而复下之后 <small>(宋板"伤寒"下有"五六日，已"四字，"复下之"下无"后"字)</small>，胸胁满微结，小便不利，渴而不呕，但头汗出，往来寒热，心烦者 <small>(宋板"者"字下有"此为未解也"五字)</small> **柴胡桂枝干姜汤**主之。

柴胡<small>半斤</small> 黄芩<small>三两</small> 牡蛎<small>二两，熬</small> 栝蒌根<small>三两</small> 桂枝<small>三两，去皮</small> 甘草<small>二两，炙</small> 干姜<small>一两</small> <small>(宋板作"栝楼根四两"，"干姜二两")</small>

上七味，以水一斗二升，煮取六升，去滓，再煎取三升，温服一升，日三服 <small>(宋板"日三服"下有"初服微烦，复服汗</small>

---

① □：《康治本》此处缺损，《宋本》作"主"。

出便愈"十字)。

太阳病，发汗而复下之后，心下满鞕痛者，为结胸。但满而不痛者，为痞，**半夏泻心汤**主之（宋板作"伤寒五六日，呕而发热者，柴胡汤证具，而以他药下之，柴胡证仍在者，复与柴胡汤。此虽已下之，不为逆，必蒸蒸而振，却发热汗出而解。若心下满而鞕痛者，此为结胸也，大陷胸汤主之。但满而不痛者，此为痞，柴胡不中与之，宜半夏泻心汤"）。

半夏半升，洗　黄连三两（宋板作"黄连一两"）　黄芩三两　人参三两　干姜三两　甘草三两，炙　大枣十二枚，擘

上七味，以水一斗，煮取六升，去滓，再煎取三升，温服一升，日三服（宋板"日三服"下有"须大陷胸汤者，方用前第二法"十二字）。

太阳中风，下利呕逆（宋板"下利呕逆"下有"表解者，乃可攻之。其人漐漐汗出"十三字），发作有时，头痛，心下痞鞕满，引胁下痛，干呕短气，汗出不恶寒者，表解（宋板"表解"上有"此"字）里未和也，**十枣汤**主之。

大枣十枚，擘　芫花熬，末　甘遂末　大戟末（宋板无"大枣十枚，擘"五字，芫花、甘遂、大戟下无"末"字）

上四味，以水一升半，先煮大枣，取一升，去滓，内诸药末，等分一两，温服之（宋板作"上三味，等分，各别捣为散，以水一升半，先煮大枣肥者十枚，取八合，去滓，内药末。强人服一钱匕，羸人服半钱，温服之，平旦服。若下少，病不除者，明日更服，加半钱。得快下利后，糜粥自养"）。

伤寒汗出解之后，胃中不和，心下痞鞕，干噫食

臭，胁下有水气，腹中雷鸣，下利者，**生姜泻心汤**主之。

生姜四两，切　黄连三两　黄芩三两　人参三两　甘草三两，炙　大枣十二枚，擘　半夏半升，洗

上七味，以水一斗，煮取六升，去滓，再煎取三升，温服一升，日三服①（宋板作"黄连一两"，"人参三两"下有"干姜一两"四字，"上七味"作"上八味"）。

伤寒中风，反二三下之后，其人下利日数十行，谷不化，腹中雷鸣，心下痞鞕满，干呕，心烦不得安者（宋板作"伤寒中风，医反下之，其人下利日数十行，谷不化，腹中雷鸣，心下痞鞕而满，干呕心烦不得安，医见心下痞，谓病不尽，复下之，其痞益甚。此非结热，但以胃中虚，客气上逆，故使鞕也"），**甘草泻心汤**主之。

甘草四两，炙　黄连三两（宋板作"黄连一两"）　黄芩三两　干姜三两　大枣十二枚，擘　半夏半升，洗

上六味，以水一斗，煮取六升，去滓，再煎取三升，温服一升，日三服。

伤寒胸中有热，胃中有邪气，腹中痛，欲呕吐者，**黄连汤**主之。

黄连三两　人参三两（宋板作"人参二两"）　干姜三两　桂

---

① 日三服：《宋本》在此后有"附子泻心汤，本云加附子。半夏泻心汤，甘草泻心汤，同体别名耳。生姜泻心汤，本云理中人参黄芩汤去桂枝、术，加黄连并泻肝法"。

枝三两，去皮　甘草三两，炙　大枣十二枚，擘　半夏半升，洗

上七味，以水一斗，煮取三升，去滓，温服一升

（按宋板"三升"作"六升"。"温服"下无"一升"字，而有"昼三夜二。疑非仲景方"九字）。

太阳与少阳合病，自下利者，**黄芩汤**主之（宋板作"与黄芩汤"）；若呕者，**黄芩加半夏生姜汤**主之。

黄芩三两　芍药三两　甘草二两，炙　大枣十二枚，擘

上四味，以水一斗，煮取三升，去滓，温服一升

（宋板"温服一升"下有"日再，夜一服"五字）。

黄芩三两　芍药三两①　甘草二两，炙　大枣十二枚，擘半夏半升，洗　生姜三两②

上六味，以水一斗，煮取三升，去滓，温服一升

（宋板"服温一升"下有"日再，夜一服"五字）。

伤寒脉浮滑，表有热，里有寒者，**白虎汤**主之（宋板作"伤寒脉浮滑，此以表有热，里有寒，白虎汤主之"）。

石膏一斤，碎　知母六两　甘草二两，炙　粳米六合

上四味，以水一斗，煮米熟汤成，去滓，温服一升

（宋板"温服一升"下有"日三服"三字）。

伤寒下后，不解（宋板作"伤寒若吐若下后，七八日不解"），热结在里，表里但（按"但"字宋板及诸本皆作"俱"，此恐写误）热，

---

① 芍药三两：《宋本》作"芍药二两"。
② 生姜三两：《宋本》作"生姜一两半，一方三两，切"。

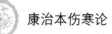

时时恶风，大渴，舌上干燥而烦，欲饮水数升者，**白虎加人参**（按"白虎加人参"下宜有"汤主之"三字）。

石膏一斤，碎　知母六两　甘草二两，炙　粳米六合　人参二两

上五味，以水一斗，煮米熟汤成，去滓，温服一升（宋板"温服一升"下有"日三服"以下六十二字）。

伤寒无大热，口烦渴（宋板作"口燥渴"），心烦，背微恶寒者，**白虎加人参汤**主之。

阳明之为病，胃实也（宋板作"阳明之为病，胃家实是也"）。

阳明病，发热汗出，**谵语者**，**大承气汤**主之（按宋板阙此条，而大承气汤方附"阳明病脉迟，虽汗出不恶寒"条下）。

大黄四两，酒洗　厚朴半斤，炙，去皮　枳实五枚，炙　芒硝三合

上四味，以水一斗，先煮厚朴、枳实，取五升（宋板"厚朴、枳实"作"二物"，"取五升"下有"去滓"二字），内大黄，更煮取二升，去滓，内芒硝，更上微火一两沸，分温再服（宋板"分温再服"下有"得下余勿服"五字）。

阳明病，发热，但头汗出，渴，小便不利者，身必发黄（宋板作"阳明病，发热汗出者，此为热越，不能发黄也。但头汗出，身无汗，剂颈而还，小便不利，渴引水浆者，此为瘀热在里，身必发黄"），**茵陈蒿汤**主之。

茵陈蒿六两　栀子十四个，擘　大黄二两，酒洗

上三味，以水一斗二升，先煮茵陈蒿，减二升，内栀子、大黄，煮取三升，去滓，分温三服（按宋板作"栀子十四枚"，"大黄二两"下无"酒洗"二字，而有"去皮"二字，"茵陈"下无"蒿"字，"二升"作"六升"，"栀子、大黄"作"二味"，"分温三服"作"分三服"，以下有"小便当利"云云二十三字）。

三阳合病，腹满身重，难以转侧，口不仁，面垢，遗尿。发汗谵语，下之额上生汗（宋板作"谵语遗尿。发汗则谵语，下之则额上生汗"），手足逆冷。若自汗出者，**白虎汤**主之。

少阳之为病，口苦，咽干，目眩也。

太阴之为病，腹满而吐，自利也。

太阴病，腹满而吐，食不下，自利益甚，时腹自痛者，**桂枝加芍药汤**主之。大实痛者，**桂枝加芍药大黄汤**主之（按"太阴之为病"，"太阴病"两条，宋板合为一条，作"太阴之为病，腹满而吐，食不下，自利益甚，时腹自痛。若下之，必胸下结鞕"。而桂枝加芍药汤及桂枝加大黄汤方，附"本太阳病，医反下之"条下）。

桂枝三两，去皮　芍药六两　甘草二两，炙　生姜三两，切　大枣十二枚，擘

上五味，以水七升，煮取三升，去滓，温服一升（宋板"温服一升"作"温分三服"，以下有"本云桂枝汤，今加芍药"九字）。

桂枝三两，去皮　芍药六两　甘草二两，炙　生姜三两，切　大枣十二枚，擘　大黄二两，酒洗（宋板无"酒洗"二字）

上六味，以水七升，煮取三升，去滓，温服一升（宋板"一升"下有"日三服"三字）。

少阴之为病，脉微细，但欲寤也（按宋板诸本"寤"作"寐"，此恐写误）。

少阴病，心中烦，不得眠者，**黄连阿胶汤**主之。（宋板作"少阴病，得之二三日以上，心中烦，不得卧，黄连阿胶汤主之"）。

黄连四两　黄芩二两　芍药二两　鸡子黄二枚　阿胶三两[①]

上五味，以水六升，先煮三物，取二升，去滓，内胶烊尽，小冷，内鸡子黄，搅令相得。温服七合，日三服。

少阴病，口中和，其背恶寒者，**附子汤**主之（宋板作"少阴病，得之一二日，口中和，其背恶寒者，当灸之，附子汤主之"）。

附子二枚，炮，去皮，破八片　白术三两（宋板作"白术四两"）茯苓三两　芍药三两　人参二两

上五味，以水八升，煮取三升，去滓，温服八合（宋板作"温服一升"），日三服。

少阴病，身体疼（宋板作"身体痛"），手足寒，骨节痛，脉沉者，**附子汤**主之。

少阴病，下利便脓血者，**桃花汤**主之。

赤石脂一斤，一半全用，一半筛末　干姜一两　粳米一升

---

① 阿胶三两：《宋本》作"阿胶三两，一云三挺"。

上三味，以水七升，煮米熟汤成，去滓，内赤石脂末，温服七合，日三服（宋板作"上三味，以水七升，煮米令熟，去滓，温服七合，内赤石脂末方寸匕，日三服。若一服愈，余勿服"）。

少阴病，吐利，手足逆冷，烦躁欲死者，**吴茱萸汤**主之。

吴茱萸一升　人参二两　大枣十二枚，擘　生姜六两（宋板"生姜六两"下有"切"字）

上四味，以水七升，煮取二升，去滓，温服七合，日三服。

少阴病，咽痛者，**甘草汤**主之（宋板作"少阴病二三日，咽痛者，可与甘草汤，不差，与桔梗汤"）。

甘草二两

上一味，以水三升，煮取一升二合，去滓，温服七合，日三服（宋板"一升二合"作"一升半"，"三服"亦作"二服"）。

少阴病，下利者（宋板无"者"字），**白通汤**主之。

葱白四茎　干姜一两半　附子一枚，生用，去皮，破八片（宋板作"干姜一两"，"附子一枚，生"下无"用"字）

上三味，以水三升，煮取一升二合（宋板无"二合"字），去滓，分温再服。

少阴病，腹痛，小便不利，四肢沉重疼痛，自下利，或咳，或小便利，或不下利，呕者①，**真武汤**主之（宋板"少阴病"下有"二三日不已，至四五日"九字，"自下利"下有"者，此为有水气，其人"八字，"下利"上无"不"字）。

白术三两（宋板作"白术二两"）　茯苓三两　芍药三两　生姜三两，切　附子一枚，炮，去皮，破八片

上五味，以水八升，煮取三升，去滓，温服七合，日三服（宋板"日三服"下有"若咳者"以下五十一字）。

少阴病，下利清谷，里寒外热，手足厥逆，脉微欲绝，身反不恶寒，其人面赤色（宋板"赤色"作"色赤"），或腹痛，或干呕，或咽痛，或利止脉不出者，**通脉四逆汤**主之。

甘草二两，炙　附子（宋板"附子"下有"大者"二字）一枚，生用，去皮，破八片　干姜三两（宋板"干姜三两"下有"强人可四两"五字）

上三味，以水三升，煮取一升二合，去滓，分温再服（宋板"分温再服"下有"其脉即出者"以下六十七字）。

少阴病，下利（宋板"下利"下有"六七日"三字），咳而呕渴，心烦不得眠者，**猪苓汤**主之。

猪苓（宋板"猪苓"下有"去皮"二字）一两　泽泻一两　茯苓一两　阿胶一两　滑石一两

上五味，以水六升，煮取二升（宋板作"以水四升，先煮四

———

① 呕者：《宋本》作"或呕者"。

物，取二升"），去滓，内阿胶烊尽，温服七合，日三服。

少阴病，脉沉者（宋板"者"下有"急温之"三字），宜**四逆汤**。

甘草二两，炙　　干姜一两半　　附子一枚，生用，去皮，破八片

上三味，以水三升，煮取一升二合，去滓，分温再服（宋板"分温再服"下有"强人可大附子一枚，干姜三两"十二字）。

厥阴之为病，消渴，气上撞心，心中疼①热，饥而不欲食，食则吐（宋板作"食则吐蛔"），下之利不止。

发汗，若下之后，烦热，胸中窒者，**栀子豉汤**主之（按此条在宋板属《太阳中篇》，且"后"字作"而"字）。

伤寒，脉滑，厥者，里有热，**白虎汤**主之（宋板"脉滑"下有"而"字，且载剂并煎法）。

〇二四八　　六十四　　五十

㊄⊕　　　　四十五　　五十五〇

唐贞元□酉岁写之
康治二年亥九月书写之　沙门了纯

---

① 疼：《康治本》此处部分缺损，《宋本》作"疼"。

　　《康治本伤寒论》五十方，盖系抄书者，卷末有"唐贞元乙酉岁写之康治二年沙门了纯"十八字①，柳河户上玄斐传写以示余。余曰："唐贞元乙酉即皇朝延历二十四年，而传教航海东阳之岁也。曾闻最澄②博物兼知阴阳医方，则了纯所写原本或出最澄手书，亦未可知也。但了纯不知何人耳？"玄斐愕然曰："何以征诸？"余曰："尝观横川松禅院所藏澄手书《将来目录》，卷尾曰：'大唐贞元二十一年岁次乙酉五月朔十三日，日本国求法沙门最澄录。'今此本，干支亦同，故云尔。子若能影钞以传，则亦可嘉尚也。"玄斐曰："此书盖尝在延历寺人或得之后，往江户传之奥人某，珍重如拱璧不妄示人，友人河口春龙窃誊之，而不及影钞，为可惋也。余得此与宋板校雠③，互有异同，而此本为优，且今子之言信而可征，若得子一语，则亦为有据矣。"余意者，岐黄一道既非所知，而又恐徒变画虎之诮也，固辞不许，因录其所答问者以还之。

　　嘉永纪元之嘉平月　华顶王府侍读池内奉时跋并书于如利书院

---

① 十八字：疑为"十六字"之误，或前引号中缺两字。
② 最澄：日本天台宗创始人。延历二十二年四月（804 年），最澄奉诏入唐求法。
③ 校雠：校对。

康平本伤寒论

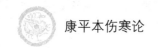

伤寒卒病论

(集论曰①) 余每览越人入虢之诊，望齐侯之色，未尝不慨然叹其才秀也。怪当今居世之士，曾不留神医药，精究方术，上以疗君亲之疾，下以救贫贱之厄，中以保身长全，以养其生，但竞逐荣势，企踵权豪，孜孜汲汲，惟名利是务；崇饰其末，忽弃其本，华其外而悴其内。皮之不存，毛将安附焉？哀乎！趋世之士，又驰竞浮华，不固根本②。卒然遭邪风之气，婴非常之疾，患及祸至，而方震栗，降志屈节，钦望巫祝，告穷归天，束手受败。赍百年之寿命，持至贵之重器，委付□③医，而④恣其所措。咄嗟呜呼！厥身己⑤毙，神明消灭，变为异物，幽潜重泉，徒为啼泣。痛夫！举世昏迷，莫能觉悟，不惜其命，若是轻生，彼何荣势之云哉？而进不能爱人知人，退不能爱身知己，遇灾值祸，身居厄地，

---

① 集论曰：《宋本》作"论曰"。
② 哀乎……不固根本：《宋本》此段文字位于"蠢若游魂"之后，且文中无"又"字。
③ □：《宋本》作"凡"。
④ 而：《宋本》无。
⑤ 己：《宋本》作"已"。

蒙蒙昧昧，蠢若游魂。忘躯徇物，危若冰谷，至于是也！

余宗族素多，向余二百。建安纪年以来，犹未十稔，其死亡者，三分有二，伤寒十居其七。感往昔之沦丧，伤横夭之莫救，乃勤求古训，博采众方^注撰用《素问》、《九卷》、《八十一难》、《阴阳大论》、《胎胪药录》，并《平脉辨证》。经为《伤寒卒病论》①。虽未能尽愈诸病，庶可以见病知源。若能寻余所集，思过半矣。

夫天布五行，以运万类；人禀五常，以有五脏。经络府俞，阴阳会通；玄冥幽微，变化难极。自非才高识妙，岂能探其理致哉！上古有神农、黄帝、岐伯、伯高、雷公、少俞、少师、仲文，中世有长桑、扁鹊，汉有公乘阳庆及仓公，下此以往，未之闻也。观今之医，不念思求经旨，以演其所知；各承家技，终始顺旧，省疾问病，务有②口给；相对斯须，便处汤药。按寸不及尺，握手不及足；人迎趺阳，三部不参；动数发息，不满五十。短期未知决诊，九候曾无仿佛；明堂阙庭，尽不见察，所谓窥管而已。夫欲视死别生，实为难矣！孔子云："生而知之者上，学则亚之。多闻博识，知之次也。"余宿尚方术，请事斯语。

---

① 《伤寒卒病论》：《宋本》此句后有"合十六卷"四字。
② 有：《宋本》作"在"。

伤 寒 例①

（《阴阳大论》云）凡春气温和②，夏气暑热，秋气漓冷③，冬□④冰冽，此则四时正气之序也註冬时严寒，万类深藏、君子固密，则不伤寒⑤。触冒之者，乃名伤寒耳。例其于伤⑥四时之气，皆能为病（以伤寒为毒者，以其最成杀厉之气也）。中□⑦而即病者，名曰伤寒。

中寒⑧，不即病者，寒毒藏于肌肤，至春变为温病，至夏变为暑病。暑病者，热极重于温也註是以辛苦之人，春夏多温热病者，皆由冬时触寒所致，非时行之气也。

凡时行者，春时应暖而反大寒，夏时应热而反大凉，秋时应凉而反大热，冬时应寒而反大温（此非其时而有

---

① 伤寒例：《康平本》在此上方有"汉长沙守南阳张机著，晋大医令王叔和撰次"，今略。《宋本》此下第一段文字为"四时八节、二十四气、七十二候决病法"。
② 凡春气温和：《宋本》无"凡"字。
③ 漓冷：《宋本》作"清凉"。
④ □：《宋本》作"气"。
⑤ 伤寒：《宋本》作"伤于寒"。
⑥ 于伤：《宋本》作"伤于"。
⑦ □：《宋本》此处亦无文字。
⑧ 中寒：《宋本》无。

其气）**注**是以一岁之中，长幼之病多相似者也①。**例**此则时行之气也。

　　夫欲候知四时正气为病及时行疫气之法，皆当按斗历占之。九月霜降节后宜渐寒，向冬大寒，至正月雨水节后宜解也。所以谓之雨水者，以冰②解而为雨水故也。至惊蛰二月节后，气渐和暖，向夏大热，至秋便凉。从霜降以后至春分以前寒冽③，凡有触冒霜露，体中寒即病者，谓之伤寒也。九月十月，寒气尚微，为病则轻。十一月十二月，寒冽已严，为病则重。正月二月，寒渐将解，为病亦轻。此以冬时不调，适有伤寒之人，即为病也。冬有非节之暖者④，名为冬温。冬温之毒与伤寒大异，冬温复有先后，更相重沓，亦有轻重，为治不同，证如后章。从立春节后，其中无暴大寒，又不冰雪，而有人壮热为病者，此属春时阳气发于冬时伏寒，变为温病。从春分以后至秋分节前，天有暴寒者，皆为时行寒疫也。

　　三月四月，或有暴寒，其时阳气尚弱，为寒所折，病热犹轻。五月六月，阳气已盛，为寒所折，病热则重。七月八月，阳气已衰，为寒所折，病热亦轻⑤。

----

① 也：《宋本》无。
② 冰：《宋本》作"冰雪"。
③ 寒冽：《宋本》无。
④ 冬有非节之暖者：《宋本》原文前有"其"字。
⑤ 轻：《宋本》作"微"。

病与温及暑病相似①，但治有殊耳。十五日得一气，于四时之中，一时有六气，四六名为二十四气。然气候亦有应至而②不至，或有未应至而至者，或有至而大过③者，皆成病气也。

但天地动静，阴阳鼓击者，各正一气耳。

是以彼春之暖，为夏之暑；彼之④秋之忿，为冬之怒。是故冬至后⑤，一阳爻升，一阴爻降也；夏至之后，一阳气下，一阴气上也。斯则冬夏二至，阴阳合也；春秋二分，阴阳离也。阴阳交易，人变病焉。此君子春夏养阳，秋冬养阴，顺天地之刚柔也。小人触冒，必婴暴疹。须知毒烈之气，留在何经，而发何病，详而取之。是以春伤于风，夏必飧泄；夏伤于暑，秋必病□⑥；秋伤湿⑦，冬必咳嗽；冬伤于寒，春必病温。此必然之道，可不审明之。

伤寒之病，逐日浅深，以施方治。今世人伤寒，或始不早治，或治不对病，或日数久淹，困乃告医，医人又不依次第而治之，则不中病，皆宜临时消息制方，无

---

① 病与温及暑病相似：《宋本》原文前有"其"字。
② 而：《宋本》作"仍"。
③ 大过：《宋本》作"太过"。
④ 之：《宋本》无。
⑤ 后：《宋本》作"之后"。
⑥ □：《宋本》作"疟"。
⑦ 伤湿：《宋本》作"伤于湿"。

不效也。今搜采仲景旧论，录其证候、诊脉、声色、对病□①方有神验者，拟防世急也。

凡②土地温凉，高下不同；物性刚柔，餐居亦异。是故黄帝兴四方之问，岐伯举四治之能，以训后贤，开其未悟者。临病之工，宜须两审也。

凡伤于寒，则为病热，热虽甚不死。若两感寒③而病者，必死。若更感异气，变为他病者，当依后坏病证而治之④。

尺寸俱浮者，大阳⑤受病也，当一二日发。以其脉上连风府，故头项痛，腰脊强。

尺寸俱长者，阳明受病也，当二三日发。以其脉夹鼻络于目，故身热、目疼、鼻干、不得卧。

尺寸俱弦者，少阳受病也，当三四日发。以其脉循胁络于耳，故胸胁痛而耳聋。此三经皆受病，未入于府者，可汗而已。

尺寸俱沉细者，大阴⑥受病也，当四五日发。以其脉布胃中，络于嗌，故腹满而嗌干。

---

① □：《宋本》作“真”。
② 凡：《宋本》作“又”。
③ 寒：《宋本》作“于寒”。
④ 若更……而治之：《宋本》此段文字位于“寸尺陷者，大危”之后。
⑤ 大阳：《宋本》作“太阳”，后同。
⑥ 大阴：《宋本》作“太阴”，后同。

尺寸俱沉者，少阴受病也，当五六日发。以其脉贯肾络于肺，系舌本，故口燥舌干而渴。

尺寸俱微缓者，厥阴受病也，当六七日发。以其脉循阴器络于肝，故烦满而囊缩。此三经皆受病，已入于府，可下而已。

若两感于寒者，一日大阳受之，即与少阴俱病，则头痛，口干，烦满而渴；二日阳明受之，即与大阴俱病，则腹满，身热，不欲食，谵语；三日少阳受之，即与厥阴俱病，则耳聋，囊缩而厥，水浆不入，不知人者，六日死。若三阴三阳、五脏六府皆受病，则荣卫不行，脏府不通，则死矣。其①两感于寒，更不传经，不加异气者，至七日大阳病衰，头痛少愈也；八日阳明病衰，身热少歇也；九日少阳病衰，耳聋微闻也；十日太阴病衰，腹减如故，则思饮食；十一日少阴病衰，渴止，舌干已而嚏也；十二日厥阴病衰，囊纵，少腹微下，大气皆去，病人精神爽慧也。若过十三日以上不间，寸尺陷者，大危。若脉阴阳俱盛，重感于寒者，变成温疟。阳脉浮滑、阴脉濡弱者，更遇于风，变为风温。阳脉洪数、阴脉实大者，更遇温热，变为温毒，温毒为病最重也。阳脉濡弱、阴脉弦坚者，更遇温气，变

---

① 其：《宋本》作"其不"。

为温疫①。以此冬伤于寒，发为温病，脉之变证，方治如说。

凡人有疾，不时即治，隐忍冀差，以成痼疾。小儿女子，益以滋甚。时气不和，便当早言。寻其邪由，及在腠理，以时治之，罕有不愈者。患人忍之，数日乃说，邪气入脏，则难可制。此为家有患，备虑之要。

凡作汤药，不可避晨夜，觉病须臾，即宜便治，不等早晚，则易愈矣。如或差迟，病即传变，虽欲除治，必难为力。服药不如方法，纵意违师，不须治之。

凡伤寒之病，多从风寒得之。始表中风寒，入里则不消②，然③未有温覆而当不消散者。（不在证治）拟欲攻之，犹当先解表，乃可下之。若表已解，而内不消，虽④非大满，犹生寒热，□□□□□⑤，则病不除。若表已解，而内不消，大满（大实坚）有燥屎，自可除下之，虽四五日，不能为祸也。若不宜下，而便攻之，内虚热入，协热遂利，烦燥⑥诸变，不可胜数，轻者困笃，重者必死矣。

---

① 疫：《宋本》后有"一本作疟"四字。
② 入里则不消：《宋本》原文后有"矣"字。
③ 然：《宋本》无。
④ 虽：《宋本》无。
⑤ □□□□□：《宋本》此处亦无文字。
⑥ 燥：《宋本》作"躁"。

凡两感病俱作，治有先后。发表攻里，本自不同，而执迷妄①意者，乃云神丹、甘遂合而饮之，且解其表，又除其里。言巧似是，其理实违。夫智者之举错也，常审以慎；愚者之动作也，必果而速。安危之变，岂可诡哉！世上士②，但务彼翕习之荣，而莫见此倾危之败，惟明者居然能护其本，近取诸身，夫何远之有焉？③

夫阳盛阴虚，汗之则死，下之则愈；阳虚阴盛，汗之则愈，下之则死矣④。夫如是，则神丹安可以误发？甘遂何可以妄攻？虚盛之治，相背千里，吉凶之机，应若影响，岂容易哉！况桂枝下咽，阳盛即毙；承气入胃，阴盛以亡。死生之要，在乎须臾，视身之尽，不暇计日。此阴阳虚实之交错，其候至微；发汗吐下之相反，其祸至速。而医术浅狭，懵然不知病源，为治乃误，使病者殒没，自谓其分。至今⑤冤魂塞于冥路，死尸盈于旷野，仁者鉴此，岂不痛欤！

凡发汗温服⑥汤药，其方虽言日三服，若病剧不

---

① 妄：《宋本》作"用"。
② 世上士：《宋本》作"世上之士"。
③ 凡两感病俱作……夫何远之有焉：《宋本》此段文字在下段文字之后。
④ 矣：《宋本》无。
⑤ 今：《宋本》作"令"。
⑥ 温服：《宋本》作"温煖"。

解，当促其间（可半日中尽三服）。若与病相阻，即便有所觉。病重者，一日一夜当晬时观之，如服一剂，病证犹在，故当复作本汤服之。至有不肯汗出，服三剂乃解^注若汗不出者，死病也。

凡得时气病，至五六日而渴欲饮水，饮不能多，不当与也，何者？以腹中热尚少，不能消之^注便更与作病也[1]。

例至七八日，大渴欲饮水者，犹当依证而与之。与之令不足[2]，勿极意也。（言能饮一斗，与五升）若饮而腹满，小便不利，若喘若哕，不可与之也。若饮水[3]，忽然大汗出，是为自愈也。

凡得病，反能饮水，此为欲愈之病。其不晓病者，但闻病饮水自愈，小渴者乃强而[4]与饮之，因成其祸，不可复数也。

凡得病，厥脉动数，服汤药更迟，脉浮大减小，初躁后静，此皆愈证也。

凡治温病，可刺五十九穴。又身之穴，三百六十有五。其三十穴，灸之有害；七十九穴，刺之为灸[5]。并中髓也。

---

① 便更与作病也：《宋本》作"便更与人作病也"。
② 与之令不足：《宋本》作"与之常令不足"。
③ 若饮水：《宋本》无。
④ 而：《宋本》无。
⑤ 灸：《宋本》作"灾"。

又①脉四损，三日死。平人四息，病人脉一至，名曰四损。脉五损，一日死。平人五息，病人脉一至，名曰五损。脉六损，一时死。平人六息，病人脉一至，名曰六损。脉盛身寒，得之伤寒；脉虚身热，得之伤暑。脉阴阳俱盛，大汗出不解者，死。脉阴阳俱虚，热不止者，死。脉至乍数乍疏者，死。脉至如转索，其日死。谵言妄语，身微热，脉浮大，手足温者生；逆冷，脉沉细者，不过一日死矣。

此以前是伤寒热病证候也。

---

① 又：《宋本》无。

辨(伤寒所致)大阳病 痉湿暍①注此三种②，宜应别论，以为与伤寒相似，故此见之。

大阳病，发热无汗，反恶寒者，名曰刚痉。

大阳病，发热汗出而不恶寒③，名曰柔痉。

大阳病，发热，脉沉而细者，名曰痉。

大阳病，发汗太多，致痉④。

病身热足寒，颈项强急，恶寒，时头热面赤，目脉赤，独头面摇，卒口噤，背反张者，痉病也。

大阳病，关节疼痛而烦，脉沉而细⑤者，名中湿⑥。

湿痹之候，其人小便不利，大便反快，但当其利⑦小便。

湿家之为病，一身尽痛，发热，身色如薰黄⑧。

湿家，其人头汗出⑨，背强，欲得被覆向火，若下

---

① 《宋本》作"辨痉湿暍脉证"。
② 此三种：《宋本》原文前有"伤寒所致太阳病痉湿暍"。
③ 不恶寒：《宋本》后有"《病源》云恶寒"五字。
④ 致痉：《宋本》作"因致痉"。
⑤ 细：《宋本》后有"一作缓"三字。
⑥ 名中湿：《宋本》作"此名湿痹，一云中湿"。
⑦ 其利：《宋本》作"利其"。
⑧ 身色如薰黄：《宋本》作"身色如似熏黄"。
⑨ 其人头汗出：《宋本》作"其人但头汗出"。

之早则哕，胸满，小便不利，舌上如胎①，（丹田有热，胃中有寒②）渴欲得水而不能饮，口燥渴③也。

湿家下之，额上汗出，微喘，小便利④者，死。若下利不止者，亦死。

问曰：风湿相抟，一身尽疼痛，法当汗出而解。（值天阴雨未止⑤）医曰⑥：此可汗⑦，汗之病不愈者，何也？答曰：发其汗，汗大出者，但风气去，湿气在，是故不愈也。

若治风湿者，发其汗，微微□似欲汗出者⑧，风湿俱去也。

湿家病，身上疼痛，发热面黄而喘，头痛鼻塞而烦，其脉大，自能饮食，腹中和无病，（病在头中寒湿，故鼻塞）内药鼻中则愈。

病者一身尽痛⑨，发热，日晡所剧者，此名风湿（注此病伤于汗出当风，或久伤取冷所致也。）

---

① 舌上如胎：《宋本》作"舌上如胎者"。
② 丹田有热，胃中有寒：《宋本》前有"以"字，且"胃"作"胸"。
③ 渴：《宋本》作"烦"。
④ 利：《宋本》后有"一云不利"四字。
⑤ 未止：《宋本》作"不止"。
⑥ 曰：《宋本》作"云"。
⑦ 可汗：《宋本》作"可发汗"。
⑧ 微微□似欲汗出者：《宋本》前有"但"字，□处《宋本》亦无文字，"汗出"《宋本》作"出汗"。
⑨ 痛：《宋本》作"疼"。

大阳中热者，暍是也。其人汗出恶寒，身热而渴也。

　　大阳中暍者，身热疼重而脉微弱_注此亦[1]以夏月伤冷水，水行皮中所致也。

　　大阳中暍者，发热恶寒，身重而疼痛，其脉弦细（芤迟），小便已，洒洒然毛耸，手足逆冷，小有劳，身则[2]热，口开，前板齿燥。

　　若发汗，则恶寒甚；加温针，则发热甚；下之[3]，则淋甚。

---

　　① 亦：《宋本》无。
　　② 则：《宋本》作"即"。
　　③ 下之：《宋本》作"数下之"。

辨大阳病①

大阳之为病，脉浮，头项强痛而恶寒。

大阳病，发热，汗出，恶风，脉缓者，名为中风。

大阳病，或已发热，或未发热，必恶寒，体痛，呕逆，脉阴阳俱紧者，名曰②伤寒。

伤寒一日，大阳受之，脉若静者，为不传；颇欲吐，若躁烦，脉数急者，为传也。

伤寒二三日，阳明、少阳证不见者，为不传也。

大阳病，发热而渴，不恶寒者，为温病。

若发汗已，身灼热者，名风温。

风温为病，脉阴阳俱浮，自汗出，身重，多眠睡，鼻息必鼾，语言难出。

若被下者，小便不利，直视失溲。若被火者，微发黄色，剧则如惊痫，时瘛疭，若火熏之。一逆尚引日，再逆促命期。

病有发热恶寒者，发于阳也；无热恶寒者，发于阴

---

①　辨大阳病：《宋本》作"辨太阳病脉证并治上"。
②　曰：《宋本》作"为"。

也。发于阳者①，七日愈。发于阴者②，六日愈。以阳数七、阴数六故也。

大阳病，头痛至七日以上自愈者，以行尽其经③故也。若欲作再经者，针足阳明，使经不传则愈。

大阳病，欲解时，从巳至未上。

风家，表解而不了了者，十二日愈。

病人身大热，反欲得衣者，热在皮肤，寒在骨髓也；身大寒，反不欲近衣者，寒在皮肤，热在骨髓也。

大阳中风，脉④阳浮而阴弱，（阳浮者，热自发；阴弱者，汗自出）啬啬恶寒，淅淅恶风，翕翕发热，鼻鸣干呕者，桂枝汤主之。

桂枝三两（去皮）　芍药三两　甘草二两（炙）　生姜三两（切）　大枣十二枚（擘）

上五味，㕮咀三味，以水七升，微火煮取三升，去滓，适寒温，服一升。服已须臾，啜热稀粥一升余，以助药力。温覆令一时许，遍身漐漐微似有汗者益佳，不可令如水流离⑤，病必不除。若一服汗出病差，停后服，不必尽剂。若不汗，更服依前法。又不汗，后服小

---

① 者：《宋本》无。
② 者：《宋本》无。
③ 尽其经：《宋本》作"其经尽"。
④ 脉：《宋本》无。
⑤ 流离：《宋本》作"流漓"。

促其间，半日许，令三服尽。若病重者，一日一夜服，周时观之。

服一剂尽，病证犹在者，更作服。若汗不出，乃服至二三剂。禁生冷、粘滑、肉面、五辛、酒酪、臭恶等物。

大阳病，头痛，发热，汗出，恶风者①，桂枝汤主之。

大阳病，项背强几几，反汗出恶风者，桂枝加葛根汤主之。

葛根四两② 芍药二两 生姜三两（切） 甘草二两（炙）

大枣十二枚（擘） 桂枝二两③

上六④味，以水一斗，先煮葛根⑤，减二升，去白沫⑥，内诸药，煮取三升，去滓。温服一升，覆取微似汗，不须啜粥，余如桂枝法将息及禁忌。

大阳病，下之后，其气上冲者，可与桂枝汤（方用前法）注若不上冲者，不可⑦与之。

大阳病三日，已发汗，若吐，若下，若温针，仍不

---

① 者：《宋本》无。
② 葛根四两：《宋本》后有"麻黄三两，去节"。
③ 二两：《宋本》后有"去皮"二字。
④ 六：《宋本》作"七"。
⑤ 葛根：《宋本》作"麻黄、葛根"。
⑥ 白沫：《宋本》作"上沫"。
⑦ 可：《宋本》作"得"。

解者，此为坏病注桂枝不中与之也。观其脉证，知犯何逆，随证治之。

桂枝本为解肌，若其人脉浮紧，发热汗不出者，不可与之也。常须识此，勿令误也。

若酒客病，不可与桂枝汤，得汤①则呕，以酒客不喜甘故也。

喘家，作桂枝汤，加厚朴杏子佳。

又②服桂枝汤吐者，其后必吐脓血也。

大阳病，发汗，遂漏不止，其人恶风，小便难，四肢微急，难以屈伸者，桂枝加附子汤主之。

桂枝三两（去皮）　芍药三两　甘草三两（炙）　生姜三两（切）　大枣十二枚（擘）　附子一枚（炮，去皮，破八片）

上六味，以水七升，煮取三升，去滓，温服一升注本云，桂枝汤，今加附子。例将息如前法。

大阳病，下之后，脉促胸满者，桂枝去芍药汤主之③。若微恶寒者，桂枝去芍药加附子汤主之。

桂枝去芍药汤方

桂枝三两（去皮）　甘草二两（炙）　生姜三两（切）　大枣十二枚（擘）

上四味，以水七升，煮取三升，去滓，温服一升注

---

① 汤：《宋本》作"之"。
② 又：《宋本》作"凡"。
③ 桂枝去芍药汤主之：《宋本》后有"促，一作纵"四字。

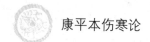

本云，桂枝汤，今去芍药。例将息如前法。

桂枝去芍药加附子汤

前方加附子一枚（炮，去皮，破八片）。

上五味，以水七升，煮取三升，去滓，温服一升注

本云，桂枝汤，今去芍药，加附子。例将息如前法。

大阳病，得之八九日，如疟状，发热恶寒，热多寒少，其人不呕，清便欲自可，一日二三度发注脉微缓者，为欲愈也；脉微而恶寒者，此阴阳俱虚，不可更发汗、更下、更吐也；面色反有热色者，未欲解也。经以其不能得少①汗出，身必痒，宜桂枝麻黄各半汤。

桂枝一两十六铢（去皮）　芍药　生姜（切）　甘草（炙）

麻黄各一两（去节）　大枣四枚（擘）　杏仁二十四枚（汤积②，去皮尖及两仁者）

上七味，以水五升，先煮麻黄一两③沸，去上沫，内诸药，煮取一升八合，去滓，温服六合注本云，桂枝汤三合，麻黄汤三合，并为六合，顿服。例将息如上法。

大阳病，初服桂枝汤，反烦不解者，先刺（风池、风府），却与桂枝汤则愈。服桂枝汤，大汗出，脉洪大者，

---

① 少：《宋本》作"小"。
② 积：《宋本》作"浸"。
③ 一两：《宋本》作"一二"。

与桂枝汤，如前法。若形如①疟，一日再发者，汗出必解，宜桂枝二麻黄一汤。

桂枝_{一两十六②铢（去皮）}　苟药_{一两六铢}　麻黄_{十六铢（去节）}

生姜_{一两十六③铢（切）}　杏仁_{十六铢（去皮尖）}　甘草_{一两二铢}（炙）　大枣_{五枚（擘）}

上七味，以水五升，先煮麻黄一二沸，去上沫，内诸药，煮取二升，去滓，温服一升，日再服_{注本云，桂枝汤二分，麻黄汤一分，合为二升，分再服。今合为方④。} 例 将息如上法⑤。

服桂枝汤，大汗出后，大烦渴不解，脉洪大者，白虎加人参汤主之⑥。

大阳病，发热恶寒，热多寒少。脉微弱者（此无阳也），不可大⑦发汗，宜桂枝二越婢一汤。服桂枝汤，或下之，仍头项强痛，翕翕发热，无汗，心下满微痛，小便不利者，桂枝去桂加茯苓白术汤主之。

---

①　如：《宋本》作"似"。
②　十六：《宋本》作"十七"。
③　十六：《宋本》作"六"。
④　方：《宋本》作"一方"。
⑤　上法：《宋本》作"前法"。
⑥　服桂枝汤……人参汤主之：《宋本》此条下有白虎加人参汤的药物组成及煎服法。
⑦　大：《宋本》无。

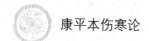

桂枝二越婢一汤①

桂枝（去皮）　芍药　麻黄　甘草各十八铢（炙）　大枣

四枚（擘）　生姜一两二铢（切）　石膏二十四铢（擘②，绵裹）

上七味，以水五升，煮麻黄一二沸，去上沫，内诸药，煮取二升，去滓，温服一升注本云，当裁为越婢汤、桂枝汤，合之饮一升。今合为一方，桂枝汤二分，越婢汤一分。

桂枝去桂加茯苓白术汤

芍药三两　甘草二两（炙）　生姜（切）　白术　茯苓各

三两　大枣十二枚（擘）

上六味，以水八升，煮取三升，去滓，温服一升，小便利则愈注本云，桂枝汤，今去桂枝，加茯苓、白术。

伤寒脉浮，自汗出，小便数，心烦，微恶寒，脚挛急，反与桂枝汤③注欲攻其表，此误也。经得之便厥，咽中干，躁④，吐逆者，作甘草干姜汤与之（以复其阳）。若厥愈足温者，更作芍药甘草汤与之⑤。若胃气不和，谵语者，小⑥与调胃承气汤。若重发汗，复加烧针，得之⑦

---

① 桂枝二越婢一汤：《宋本》药物组成及煎服法位于"桂枝二越婢一汤"条文下。
② 擘：《宋本》作"碎"。
③ 汤：《宋本》无。
④ 躁：《宋本》作"烦躁"。
⑤ 更作芍药甘草汤与之：《宋本》后有"其脚即伸"四字。
⑥ 小：《宋本》作"少"。
⑦ 得之：《宋本》无。

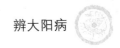

者，回逆汤①主之。

甘草干姜汤方

甘草四两（炙）　　干姜二两

上二味，以水三升，煮取一升五合，去滓，分温再服②。

问曰：证象阳旦，按法治之而增剧，厥逆，咽中干燥③，两胫拘急而谵语。师曰：言夜半手足当温，两脚当伸，后如师言。何以知之④? 答曰：寸口脉浮而大，浮为风，大为虚，风则生微热，虚则两胫挛，病形象桂枝，因加附子参其间，增桂令汗出，附子温经，亡阳故也。厥逆，咽中干，烦躁，阳明内结，谵语烦乱，更饮甘草干姜汤，夜半阳气还，两足当热，胫尚微拘急，重与芍药甘草汤，尔乃胫伸，以承气汤微溏，则止其谵语，故知病可愈。

---

①　回逆汤：《宋本》作"四逆汤"。
②　上二味……分温再服：《宋本》在此下有芍药甘草汤、调胃承气汤、四逆汤的药物组成及煎服法。
③　干燥：《宋本》作"干"。
④　之：《宋本》作"此"。

辨大阳病①

大阳病，项背强几几，无汗，恶风，葛根汤主之。

葛根四两　麻黄三两（去节）　桂枝二两（去皮）　生姜三两（切）　甘草二两（炙）　芍药二两　大枣十二枚（擘）

上七味，以水一斗，先煮麻黄、葛根，减二升，去白沫，内诸药，煮取三升，去滓，温服一升。覆取似汗②，余如桂枝法将息及禁忌注诸汤药皆仿之③。

大阳与阳明合病者，必自下利，葛根汤主之。

大阳与阳明合病，不下利，但呕者，葛根加半夏汤主之。

葛根四两　麻黄三两（去节）　甘草二两（炙）　芍药二两　桂枝二两（去皮）　生姜二两（切）　半夏半升（洗）　大枣十二枚（擘）

上八味，以水一斗，先煮葛根、麻黄，减二升，去白沫，内诸药，煮取三升，去滓，温服一升。覆取微似汗。

---

① 辨大阳病：《宋本》作"辨太阳病脉证并治中"。
② 覆取似汗：《宋本》作"覆取微似汗"。
③ 诸汤药皆仿之：《宋本》作"诸汤皆仿此"。

大阳病，桂枝证，医反下之，利遂不止（脉促者，表未解也），喘而汗出者，葛根黄连黄芩汤主之^①。

葛根_{半斤}　甘草_{二两（炙）}　黄芩_{三两}　黄连_{三两}

上四味，以水八升，先煮葛根，减二升，内诸药，煮取二升，去滓，分温再服。

大阳病，头痛发热，身疼腰痛，骨节疼痛，恶风无汗而喘者，麻黄汤主之。

麻黄_{三两（去节）}　桂枝_{二两（去皮）}　甘草_{一两（炙）}　杏仁_{七十个（去皮尖）}

上四味，以水九升，先煮麻黄，减二升，去上沫，内诸药，煮取二升半，去滓，温服八合。覆取微似汗，不须啜粥，余如桂枝法将息。

大阳与阳明合病，喘而胸满者，不可下，宜麻黄汤。

大阳病，十日以去，脉浮细而嗜卧者，外已解也。设胸满胁痛者，与小柴胡汤。脉但浮者，与麻黄汤^②。

大阳中风，脉浮紧，发热恶寒，身疼痛，不汗出而烦燥^③者，大青龙汤主之。若脉微弱，汗出恶风者，不

---

① 葛根黄连黄芩汤主之：《宋本》作"葛根黄芩黄连汤主之"，且《宋本》后有"促，一作纵"四字。
② 大阳病……与麻黄汤：《宋本》此条下有小柴胡汤药物组成及煎服法。
③ 燥：《宋本》作"躁"。

可服之。服之则厥逆，筋惕肉瞤（此为逆也）。

大青龙汤方

麻黄六两（去节）　桂枝二两（去皮）　甘草二两（炙）　杏仁四十枚（去皮尖）　生姜三两（切）　大枣十枚（擘）　石膏鸡子大①（碎）

上七味，以水九升，先煮麻黄，减二升，去上沫，内诸药，煮取三升，去滓，温服一升，取微似汗注汗出多者，温粉扑②之。□③一服汗者，停后服注若复服，汗多亡阳遂④虚，恶风，烦躁不得眠也。

伤寒脉浮缓，身不疼但重，乍有轻时（无少阴症⑤者），大青龙汤主⑥之。

伤寒表不解，心下有水气，干呕发热而咳，或渴，或利，或噎，小便不利⑦、小腹⑧满，或喘者，小青龙汤主之。

麻黄（去节）　苟药　细辛　干姜　甘草（炙）　桂枝各三两（去皮）　五味子半升　半夏半升（洗）

---

① 鸡子大：《宋本》作"如鸡子大"。
② 扑：《宋本》作"粉"。
③ □：《宋本》此处亦无文字。
④ 遂：《宋本》后有"一作逆"三字。
⑤ 症：《宋本》作"证"。
⑥ 主：《宋本》作"发"。
⑦ 小便不利：《宋本》前有"或"字。
⑧ 小腹：《宋本》作"少腹"。

上八味，以水一斗，先煮麻黄，减二升，去上沫，内诸药，煮取三升，去滓，温服一升。

若渴者①，去半夏，加栝蒌根三两；若微利，去麻黄，加荛花如一鸡子（熬令赤色）；若噎者，去麻黄，加附子一枚（炮）；若小便不利，少腹满者，去麻黄，加茯苓四两；若喘者②，去麻黄，加杏仁半升（去皮尖）注且荛花不治利，麻黄主喘，今此语反之，疑非仲景意。

伤寒，心下有水气，咳而微喘，发热不渴（服汤已渴者，此寒去欲解也），小青龙汤主之。

大阳病，外证未解，脉浮弱者，当以汗解，宜桂枝汤③。

大阳病，下之微喘者，表未解故也，桂枝加厚朴杏子汤主之。

桂枝三两（去皮）　甘草二两（炙）　生姜三两（切）　芍药三两　大枣十二枚（擘）　厚朴二两（炙，去皮）　杏仁五十枚（去皮尖）

上七味，以水七升，微火煮取三升，去滓，温服一升，覆取微似汗。

---

① 者：《宋本》无。
② 者：《宋本》无。
③ 大阳病……桂枝汤：《宋本》此条下有桂枝汤的药物组成及煎服法。

大阳病，外证未解，不可下①（下之为逆）。欲解外者，宜桂枝汤。

大阳病，先发汗不解，而复下之，脉浮者不愈。浮为在外，而反下之，故令不愈。今脉浮，故在外，当须解外则愈，宜桂枝汤。

大阳病，脉浮紧，无汗，发热，身疼痛，八九日不解，表证仍在（注此当发其汗，服药已，微除也②）。经其人发烦目瞑，剧者必衄（衄乃愈③）。所以然者，阳气重故也。麻黄汤主之。

大阳病，脉浮紧，发热，身无汗，自衄者，愈。

二阳并病，大阳初得病时，发其汗，汗先出不彻，因转属阳明，续自微汗出，不恶寒（注太阳病证不罢者④，不可下，之为逆⑤）。经如此可以⑥小发汗。设面色缘缘正赤者，阳气拂郁⑦（在表，当解之熏之）注若发汗不彻，不足⑧，阳气拂郁⑨。经

---

① 不可下：《宋本》作"不可下也"。
② 也：《宋本》无。
③ 愈：《宋本》作"解"。
④ 太阳病证不罢者：《宋本》前有"若"字。
⑤ 之为逆：《宋本》作"下之为逆"。
⑥ 可以：《宋本》作"可"。
⑦ 拂郁：《宋本》作"怫郁"。
⑧ 不足：《宋本》作"不足言"。
⑨ 拂郁：《宋本》作"怫郁"。

不得越 _注当汗不汗，其人躁烦。○^①不知痛处，乍在腹中，乍○^②四肢，按之
不可得。 经 其人短气，但坐（以汗出不彻故也），更发汗则愈 _注
何以知汗出不彻？以脉涩故知也。 经 若阙文^③。

脉浮数者，法当汗出而解^④。若下之，身重，心悸
者，不可发汗，当自汗出乃解。所以然者，尺中脉微，
此里虚，须表里实，津液自和，便自汗出愈。

脉浮紧者，法当身疼痛，宜以汗解之。假令尺中迟
者，不可发汗。何以知然？以荣气不足，血少故也。

脉浮者，病在表，可发汗，宜麻黄汤。脉浮而数
者，可发汗，宜麻黄汤。

病常自汗出者，此为荣气和。荣气和者，外不谐，
以卫气不共荣气谐和故尔。以荣行脉中，卫行脉外，复
发其汗，荣卫和则愈，宜桂枝汤。

病人脏无他病，时发热，自汗出而不愈者，此卫气
不和也。先其时发汗则愈，宜桂枝汤。

伤寒脉浮紧，不发汗，因到^⑤衄者，麻黄汤主之。

伤寒，不大便六七日，头痛在^⑥热者，与承气汤。

---

① ○：《宋本》此处亦无文字。
② ○：《宋本》作"在"。
③ 若阙文：《宋本》无此三字。
④ 解：《宋本》作"愈"。
⑤ 到：《宋本》作"致"。
⑥ 在：《宋本》作"有"。

其小便清者①，知不在里，仍在表也，当须发汗。若头痛者，必衄，宜桂枝汤。

伤寒发汗已解，半日许复烦，脉浮数者，可更发汗，宜桂枝汤。

凡病，若发汗、若吐、若下、若亡津液②，如此者，阴阳自和，则必自愈③。

发汗后，身疼痛，脉沉迟者，桂枝加芍药生姜各一两人参三两新加汤主之④。

发汗后，喘家⑤不可更行桂枝汤。汗出而喘，无大热者，可与麻黄杏仁甘草石膏汤。

麻黄四两（去节）　　杏仁五十个（去皮⑥）　　甘草二两（炙）

石膏半斤（碎，绵裹）

上四味，以水七升，煮麻黄，减二升，去上沫，内诸药，煮取二升，去滓，温服一升⑦。

发汗过多，其人叉手自冒心，心下悸，欲得按者，桂枝甘草汤主之。

---

① 其小便清者：《宋本》后有"一云大便青"五字。
② 若亡津液：《宋本》作"若亡血、亡津液"。
③ 如此者……必自愈：《宋本》作"阴阳自和者，必自愈"。
④ 发汗后……主之：《宋本》此条下有桂枝新加汤的药物组成及煎服法。
⑤ 喘家：《宋本》无。
⑥ 去皮：《宋本》作"去皮尖"。
⑦ 温服一升：《宋本》后有"本云，黄耳杯"五字。

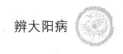

桂枝四两（去皮）　甘草二两（炙）

上二味，以水三升，煮取一升，去滓，顿服。

发汗后，其人脐下悸者，欲作奔豚，茯苓桂枝甘草大枣汤主之。

茯苓半斤　桂枝四两（去皮）　甘草二两（炙）　大枣十五枚（擘）

上四味，以甘烂水一斗，先煮茯苓，减二升，内诸药，煮取三升，去滓，温服一升，日三服。

作甘烂水法：取水二斗，置大盆内，以杓扬之，水上①珠子五六千颗相逐，取用之。

发汗后，腹胀满者，厚朴生姜半夏甘草人参汤主之。

厚朴半斤（去皮②）　生姜半斤（切）　半夏半升（洗）　甘草二两　人参一两

上五味，以水一斗，煮取三升，去滓，温服一升，日三服。

伤寒若吐、若下后，心下逆满，气上冲胸，起则头眩，脉沉紧，发汗则动经，身为振振摇者，茯苓桂枝白术甘草汤主之。发汗，病不解，反恶寒者（虚故也），芍药

---

① 水上：《宋本》作"水上有"。
② 去皮：《宋本》作"炙，去皮"。

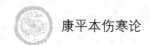
甘草附子汤主之。发汗，若下之，病仍不解，烦燥①者，茯苓回②逆汤主之。发汗后，恶寒者，虚故也；不恶寒，但热者，实也。当和胃气，与调胃承气汤。

茯苓桂枝甘草汤方

茯苓四两　桂枝三两（去皮）　　白术　甘草各二两（炙）

上四味，以水六升，煮取三升，去滓，分温三服。

芍药甘草附子汤

芍药　甘草各三两（炙）　　附子一枚（炮，去皮，破八片）

上三味，以水五升，煮取一升五合，去滓，分温三服③。

茯苓回逆汤方

茯苓四两　人参一两　附子一枚（生用，去皮，破八片）　　甘草二两（炙）　干姜一两④

上五味，以水五升，煮取三升，去滓，温服七合，日三服⑤。

调胃承气汤方

芒硝半升　甘草⑥（炙）　　大黄四两（去皮，清酒洗）

---

① 烦燥：《宋本》作"烦躁"。
② 回：《宋本》作"四"。
③ 分温三服：《宋本》后有"疑非仲景方"五字。
④ 一两：《宋本》作"一两半"。
⑤ 日三服：《宋本》作"日二服"。
⑥ 甘草：《宋本》作"甘草二两"。

上三味，以水三升，煮取一升，去滓，内芒硝，更煮一两①沸，顿服注加减方非疑仲景方②。

大阳病，发汗后，大汗出，胃中干，燥烦③不得眠，欲得饮水者，少少与饮之，令胃气和则愈。若脉浮，小便不利，微热消渴者，五苓散主之。

发汗已，脉浮数，烦渴者，五苓散主之④。

猪苓十八铢（去皮）　泽泻一两六铢　白术十八铢　茯苓十八铢　桂枝半两（去皮）

上五味，捣为散，以白饮和服方寸匕，日三服，多饮暖水，汗出愈。如法将息。

伤寒，汗出而渴者，五苓散主之；小⑤渴者，茯苓甘草汤主之。

茯苓二两　桂枝二两（去皮）　甘草一两（炙）　生姜三两（切）

上四味，以水四升，煮取二升，去滓，分温三服。

中风发热，六七日不解而烦（有表里证），渴欲饮水，水入口吐者⑥（名曰：水逆），五苓散主之。

---

① 一两：《宋本》作"两"。
② 加减方非疑仲景方：《宋本》无。
③ 燥烦：《宋本》作"烦躁"。
④ 发汗已……五苓散主之：《宋本》五苓散药物组成及煎服法位上条条文下。
⑤ 小：《宋本》作"不"。
⑥ 水入口吐者：《宋本》作"水入则吐者"。

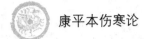

　　未持脉时，病人叉手①自冒心，师因教试令咳，而不咳者，此必两□②聋无闻也。所以然者，重以发汗，虚故也③。

　　发汗后，饮水多必喘，以水灌之亦喘。

　　发汗后，水药不得入口（为逆），若更发汗，必吐下不止。发汗吐下后，虚烦不得眠，若剧者，必反覆颠倒④，心中懊恢⑤，栀子豉汤主之。若少气者，栀子甘草豉汤主之；若呕者，栀子生姜豉汤主之。

栀子豉汤方

　　栀子十四个（擘）　　香豉四合（绵囊⑥）

　　上二味，以水四升，先煮栀子，得二升半，内豉，煮取一升半，去滓，分为二服，温进一服。得吐者，止后服。

栀子甘草豉汤方

　　栀子十四枚⑦（擘）　　甘草二两（炙）　　香豉四合（绵囊）

　　上三味，以水四升，先煮栀子、甘草，取二升半，内豉，煮取一升半，去滓，分二服，温进一服。得吐

①　叉手：《宋本》作"手叉"。
②　□：《宋本》作"耳"。
③　重以发汗，虚故也：《宋本》作"以重发汗，虚故如此。"
④　倒：《宋本》后有"音到，下同"四字。
⑤　心中懊恢：《宋本》后有"上乌浩，下奴冬切，下同"九字。
⑥　囊：《宋本》作"裹"，后同。
⑦　枚：《宋本》作"个"。

60

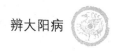

者，止后服。

栀子生姜豉汤方

栀子十四个（擘）　　生姜五两　香豉四合（绵囊）

上三味，以水四升，先煮栀子、生姜，取二升半，内豉，煮取一升半，去滓，分二服，温进一服。得吐者，止后服。

发汗，若下之，而烦热胸中窒者，栀子豉汤主之。

伤寒五六日，大下之后，身热不去，心中结痛者，未欲解也，栀子豉汤主之。

伤寒下后，心烦腹满，卧起不安者，栀子厚朴汤主之。

栀子十四个（擘）　　厚朴四两（去皮①）　　枳实四枚（浸水②，炙令黄）

上三味，以水三升半，煮取一升半，去滓，分二服，温进一服。得吐者，止后服。

伤寒，医以丸药大下之，身热不去，微烦者，栀子干姜汤主之。大下之后，复发汗，小便不利者（亡津），勿治之，得小便利，必自愈。下之后，复发汗，必振寒，脉微细㊟所以然者，以内外俱虚故也。经下之后，发汗，昼

---

① 去皮：《宋本》作"炙，去皮"。
② 浸水：《宋本》作"水浸"。

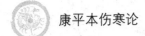

日烦燥不得眠，夜而安静，不呕，不渴，无表证，脉沉微，身无大热者，干姜附子汤主之①。

栀子干姜汤方

栀子十四个（擘）　　干姜一两②

上二味，以水三升半，煮取一升半，去滓，分二服，温进一服。得吐者，止后服。

凡用栀子汤，病人旧微溏者，不可与服之。

干姜附子汤方③

干姜一两　　附子一枚（生用，去皮，切八片）

上二味，以水三升，煮取一升，去滓，顿服。

大阳病发汗，汗出不解，其人仍发热，心下悸，头眩，身瞤动，振振欲擗④地者，玄武汤⑤主之。

咽喉干燥者，不可发汗。

淋家，不可发汗，发汗必便血。

疮家，虽身疼痛，不可发汗，汗出则痉。衄家，不

---

　①　大下之后……干姜附子汤主之：《宋本》位于"凡病，若发汗、若吐、若下、若亡血、亡津液，阴阳自和者，必自愈"条下。"亡津"《宋本》作"亡津液故也"。第三段中"发汗"《宋本》作"复发汗"，"烦燥"《宋本》作"烦躁"。

　②　一两：《宋本》作"二两"。

　③　干姜附子汤方：《宋本》干姜附子汤药物组成及煎服法位于"下之后……干姜附子汤主之"条下。

　④　擗：《宋本》后有"一作僻"三字。

　⑤　玄武汤：《宋本》作"真武汤"，且此条文下有真武汤药物组成及煎服法。

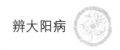

可发汗，汗出则①必额上陷，脉急紧，直视不能目②眴③，不得眠。

亡血家，不可发汗，发汗则寒栗而振。汗家，重发汗，必恍惚心乱，小便已阴疼，与禹余粮丸④。

病人有寒，复发汗，胃中冷，吐蛔⑤。

本发汗，而复下之，此为逆也；若先发汗，治不为逆。本先下之，而反汗之，此⑥为逆；若先下之，治不为逆。

伤寒，医下之，续得下利，清谷不止，身疼痛者，急当救里；后身疼痛，清便自调者，急当可⑦救表。救里宜回逆汤⑧，救表宜桂枝汤。

病发热头痛，脉反沉者⑨，□□⑩若不差，身体疼痛，当救其里，宜回逆汤⑪。

---

① 则：《宋本》无。
② 目：《宋本》无。
③ 眴：《宋本》后有"音唤，又胡绢切，下同。一作瞬"十一字。
④ 禹余粮丸：《宋本》后有"方本阙"三字。
⑤ 吐蛔：《宋本》作"必吐蛔"，且《宋本》后有"一作逆"三字。
⑥ 此：《宋本》无。
⑦ 可：《宋本》无。
⑧ 回逆汤：《宋本》作"四逆汤"。
⑨ 者：《宋本》无。
⑩ □□：《宋本》此处亦无文字。
⑪ 宜回逆汤：《宋本》作"四逆汤方"。且此条文下有四逆汤药物组成及煎服法。

大阳病，先下而不愈，因后发汗①，其人因致冒。

冒家汗出自愈。所以然者，汗出表和故也。里未和，然后复下之。

大阳病未解，脉阴阳俱停②，下之③必先振栗汗出而解㊟但阳脉微者，汗出而解④；但阴脉微⑤者，下之而解。 经若欲下之，宜调胃承气汤⑥。

大阳病，发热汗出者，此荣弱卫强⑦，故使汗出。欲救邪风者，宜桂枝汤。

伤寒五六日（中风），往来寒热，胸胁苦满，默默⑧不欲饮食，心烦喜呕，或胁⑨中烦而不呕，或渴，或腹中痛，或胁下痞鞕，或心下悸，小便不利，或不渴，身有微热，或咳者，小柴胡汤主之。

柴胡半斤　黄芩三两　人参三两　半夏半升（洗）　甘草（炙）　生姜各三两（切）　大枣十二枚（擘）

上七味，以水一斗二升，煮取六升，去滓，再煮⑩

---

①　因后发汗：《宋本》作"因复发汗，以此表里俱虚"。
②　停：《宋本》后有"一作微"三字。
③　下之：《宋本》无。
④　汗出而解：《宋本》作"先汗出而解"。
⑤　微：《宋本》后有"一作尺脉实"五字。
⑥　宜调胃承气汤：《宋本》后有"一云用大柴胡汤"七字。
⑦　此荣弱卫强：《宋本》作"此为荣弱卫强"。
⑧　默默：《宋本》作"嘿嘿"。
⑨　胁：《宋本》作"胸"。
⑩　煮：《宋本》作"煎"。

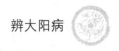

可发汗，汗出则①必额上陷，脉急紧，直视不能目②
眴③，不得眠。

亡血家，不可发汗，发汗则寒栗而振。汗家，重发
汗，必恍惚心乱，小便已阴疼，与禹余粮丸④。

病人有寒，复发汗，胃中冷，吐蚘⑤。

本发汗，而复下之，此为逆也；若先发汗，治不为
逆。本先下之，而反汗之，此⑥为逆；若先下之，治不
为逆。

伤寒，医下之，续得下利，清谷不止，身疼痛者，
急当救里；后身疼痛，清便自调者，急当可⑦救表。救
里宜回逆汤⑧，救表宜桂枝汤。

病发热头痛，脉反沉者⑨，□□⑩若不差，身体疼
痛，当救其里，宜回逆汤⑪。

---

① 则：《宋本》无。
② 目：《宋本》无。
③ 眴：《宋本》后有"音唤，又胡绢切，下同。一作瞬"十一字。
④ 禹余粮丸：《宋本》后有"方本阙"三字。
⑤ 吐蚘：《宋本》作"必吐蚘"，且《宋本》后有"一作逆"三字。
⑥ 此：《宋本》无。
⑦ 可：《宋本》无。
⑧ 回逆汤：《宋本》作"四逆汤"。
⑨ 者：《宋本》无。
⑩ □□：《宋本》此处亦无文字。
⑪ 宜回逆汤：《宋本》作"四逆汤方"。且此条文下有四逆汤药物组
成及煎服法。

大阳病，先下而不愈，因后发汗①，其人因致冒。

冒家汗出自愈。所以然者，汗出表和故也。里未和，然后复下之。

大阳病未解，脉阴阳俱停②，下之③必先振栗汗出而解_注但阳脉微者，汗出而解④；但阴脉微⑤者，下之而解。 经 若欲下之，宜调胃承气汤⑥。

大阳病，发热汗出者，此荣弱卫强⑦，故使汗出。欲救邪风者，宜桂枝汤。

伤寒五六日（中风），往来寒热，胸胁苦满，默默⑧不欲饮食，心烦喜呕，或胁⑨中烦而不呕，或渴，或腹中痛，或胁下痞鞕，或心下悸，小便不利，或不渴，身有微热，或咳者，小柴胡汤主之。

柴胡_{半斤}　黄芩_{三两}　人参_{三两}　半夏_{半升}（洗）　甘草（炙）　生姜_{各三两}（切）　大枣_{十二枚}（擘）

上七味，以水一斗二升，煮取六升，去滓，再煮⑩

---

①　因后发汗：《宋本》作"因复发汗，以此表里俱虚"。
②　停：《宋本》后有"一作微"三字。
③　下之：《宋本》无。
④　汗出而解：《宋本》作"先汗出而解"。
⑤　微：《宋本》后有"一作尺脉实"五字。
⑥　宜调胃承气汤：《宋本》后有"一云用大柴胡汤"七字。
⑦　此荣弱卫强：《宋本》作"此为荣弱卫强"。
⑧　默默：《宋本》作"嘿嘿"。
⑨　胁：《宋本》作"胸"。
⑩　煮：《宋本》作"煎"。

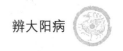

取三升，温服一升，日三服。

若胸中烦而不呕者，去半夏、人参，加栝楼实一枚；若渴者①，去半夏，加人参，合前成四两半，加②栝楼根四两；若腹中痛者，去黄芩，加芍药三两；若胸下痞鞕，去大枣，加牡蛎四两；若心下悸，小便不利者，去黄芩，加茯苓四两；若不渴、外有微热者，去人参，加桂枝三两，温覆微汗愈；若咳者，去人参、大枣、生姜，加五味子半升，干姜二两。

血弱气尽，腠理开，邪气因入，与正气相抟，结于胸下③。正邪分争，往来寒热，休作有时，嘿嘿不欲饮食，脏府相违④，其病⑤必下，邪高病⑥下，故使呕也⑦。小柴胡汤主之。

服柴胡汤已，渴者，属阳明，以法治之。得病六七日，脉迟浮弱，恶风寒，手足温。医二三下之，不能食，而胁下满痛，面目及身黄，颈项强，小便黄⑧者，与柴胡汤，后必下重。

———————

① 者：《宋本》无。
② 加：《宋本》无。
③ 胸下：《宋本》作"胁下"。
④ 违：《宋本》作"连"。
⑤ 病：《宋本》作"痛"。
⑥ 病：《宋本》作"痛"。
⑦ 故使呕也：《宋本》下有"一云，脏腑相违，其病必下，胁鬲中痛"十四字。
⑧ 黄：《宋本》作"难"。

本渴饮水而呕者，柴胡汤不中与也，食谷者哕。

伤寒四五日，身热恶风，颈项强，胁下满，手足温而渴者，小柴胡汤主之。

伤寒，阳脉涩，阴脉弦，（法当腹中急痛）□□^①先与小建中汤。不差者，小柴胡汤主之。

小建中汤方

桂枝三两（去皮）　　甘草二两（炙）　　大枣十二枚（擘）　　芍药六两　　生姜三两（切）　　胶饴一升

上六味，以水七升，煮取三升，去滓，内饴，更上微火消解，温服一升，日三服。

呕家不可用建中汤，以甜故也。

伤寒中风，有柴胡证，但见一证便是，不必悉具。

凡柴胡汤病证而下之，若柴胡证不罢者，复与柴胡汤，必蒸蒸而振，却复发热汗出而解。

伤寒二三日，心中悸而烦者，小建中汤主之。

大阳病，（过经）十余日，反二三下之，后四五日，柴胡证仍在者，先与小柴胡汤^②。呕不止，心下急^③，郁郁微烦者，为未解也，与大柴胡汤，下之则愈。

柴胡半斤　黄芩三两　芍药三两　半夏半升（洗）　　生姜

---

① 　□□：《宋本》此处亦无文字。
② 　小柴胡汤：《宋本》作"小柴胡"。
③ 　心下急：《宋本》后有"一云，呕止小安"六字。

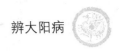

五两（切）　　枳实四枚（炙）　　大枣十二枚（擘）

上七味，以水一斗二升，煮取六升，去滓再煎，温服一升，日三服注一方加大黄二两，若不加，恐不为大柴胡汤。

伤寒十三日不解，胸胁满而呕，日晡所发潮热，已而微利注此本柴胡①，下之而②不得利，今反利者，知医以丸药下之，非其治也③。（潮热者，实也）经先宜服小柴胡汤以解外，后以柴胡加芒硝汤主之。

柴胡二两十六铢　　黄芩一两　　人参二两④　　甘草一两（炙）
生姜一两（切）　　半夏二十铢（洗，本云五枚）　　大枣四枚（擘）
芒硝二两

上八味，以水四升，煮取二升，去滓，内芒硝，更煎⑤微沸，分温再服注不解更作。

伤寒十三日不解⑥，（过经）时⑦谵语者，以有热也，当以汤下之。

若小便利者，大便当鞕，而反下利，脉调和者，知医以丸药下之，非其治也。若自下利者，脉当微厥，今

――――――

① 此本柴胡：《宋本》作"此本柴胡证"。
② 而：《宋本》作"以"。
③ 非其治也：《宋本》作"此非其治也"。
④ 二两：《宋本》作"一两"。
⑤ 煎：《宋本》作"煮"。
⑥ 不解：《宋本》无。
⑦ 时：《宋本》无。

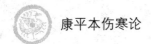

反和者，此为内实也，调胃承气汤主之。

大阳病不解，热结膀胱，其人如狂，血自下（血自下者愈①）。其外不解者，尚未可攻，当先解其外；外解已，但小腹②急结者，乃可攻之，宜桃核承气汤③。

桃仁五十个（去皮尖）　大黄四两　桂枝二两（去皮）　甘草二两（炙）　芒硝二两

上五味，以水七升，煮取二升半，去滓，内芒硝，更上火，微沸下火，先食温服五合，日三服（注当微利）。

伤寒八九日，下之，胸满烦惊，小便不利，谵语，一身尽重，不可转侧者，柴胡加龙骨牡蛎汤主之（注本云，柴胡汤，今加龙骨等④）。

又方

柴胡四两　龙骨　黄芩　生姜（切）　铅丹　人参桂枝⑤　茯苓各一两半　半夏二合半（洗）　大黄二两　牡蛎一两半⑥　大枣六枚（擘）

上十二味，以水八升，煮取四升，内大黄，切如棋子，更煮一两沸，去滓，温服一升。

---

① 血自下者愈：《宋本》作"下者愈"。
② 小腹：《宋本》作"少腹"。
③ 宜桃核承气汤：《宋本》后有"后云，解外宜桂枝汤"八字。
④ 本云，柴胡汤，今加龙骨等：《宋本》此段文字位于下方药物煎服法末尾。
⑤ 桂枝：《宋本》后有"去皮"二字。
⑥ 一两半：《宋本》作"一两半，熬"。

伤寒，腹满谵语，寸口脉浮而紧，此肝乘脾也，名曰纵，刺期门。

伤寒发热，啬啬恶寒，大渴欲饮水，其腹必满，自汗出，小便利，其病欲解，此肝乘肺也，名曰横，刺期门。

大阳病二日，反躁，反熨背①，而大汗出，大热入胃②，胃中水竭，躁烦，必发谵语_注十余日振栗自下利者，此为欲解③。经故其发汗④，从腰以下不得汗，欲小便不得，反呕，欲失溲，足下恶风，大便鞕_注小便当数，而反不数，及不多。经大便已，头卓然而痛，其人足心必热（谷气下流故也）。

大阳病中风，以火劫发汗，邪风被火热，血气流溢（失其常度，两相薰灼⑤），其身必⑥发黄_注阳盛则欲衄，阴虚则小便鞕⑦。阴阳俱虚竭，身体则枯燥。经但头汗出，剂颈而还，腹满微喘，口干咽烂，或不大便，久则谵语，甚者至哕，手足

---

① 反熨背：《宋本》作"凡熨其背"。
② 大热入胃：《宋本》后有"一作二日内，烧瓦熨背，大汗出，火气入胃"。
③ 此为欲解：《宋本》作"此为欲解也"。
④ 发汗：《宋本》作"汗"。
⑤ 两相薰灼：《宋本》作"两阳相薰灼"。
⑥ 必：《宋本》无。
⑦ 阴虚则小便鞕：《宋本》作"阴虚小便难"。

躁扰，捻衣摸床㊟小便利者，其人可治。

伤寒脉浮，医以火迫劫之（亡阳），必惊狂，卧起不安者，桂枝去芍药加蜀漆牡蛎龙骨救逆汤主之。

桂枝三两（去皮）　　甘草二两（炙）　　生姜三两（切）　　大枣十二枚（擘）　　牡蛎五两（熬）　　蜀漆三两（洗去腥）　　龙骨四两

上七味，以水一斗二升，先煮蜀漆，减二升，内诸药，煮取三升，去滓，温服一升㊟本云，桂枝汤，今去芍药，加蜀漆、牡蛎、龙骨。

形作伤寒，其脉不弦坚①而弱。弱者必渴（弱者发热②），被火必谵语。弱者发热脉浮者③，解之当汗出愈。

大阳病，以火熏之，不得汗，其人必躁，（到经不解）必清血，名为火邪。

火邪④，脉浮热甚，而反炙⑤之，（此为实，实以虚治）因火而动，必咽燥吐血。

微数之脉，慎不可炙⑥，因火为邪，则为烦逆，（追虚追⑦实）血散脉中，火气虽微，内攻有力，（焦骨伤筋）血难复也。

---

① 坚：《宋本》作"紧"。
② 弱者发热：《宋本》无此四字。
③ 者：《宋本》无。
④ 火邪：《宋本》无。
⑤ 炙：《宋本》作"灸"。
⑥ 炙：《宋本》作"灸"。
⑦ 追：《宋本》作"逐"。

脉浮，宜以汗解，用火炙①之，邪无从出，因火而盛，病从腰以下必重而痹（火逆之也②）。欲自解者，必当先烦，乃有汗而解③〔注〕何以知之？脉浮，知汗出解④。

烧针令其汗，针处被寒，核起而赤者，必发奔豚。（气从小腹⑤上冲心者）炙⑥其核上各一壮，与桂枝加桂汤〔注〕更加桂枝⑦二两也。本云，桂枝汤，今加桂五两，所以加桂者，以能泄奔豚气也⑧。

火逆下之，因烧针烦燥⑨者，桂枝甘草龙骨牡蛎汤主之。

桂枝一两（去皮）　甘草二两（炙）　牡蛎二两（熬）　龙骨二两

上四味，以水五升，煮取二升半，去滓，温服八合，日三服。

大阳伤寒者，加温针必惊也。

大阳病，当恶寒发热，今自汗出，反不恶寒不发

---

① 炙：《宋本》作"灸"。

② 火逆之也：《宋本》作"名火逆也"。

③ 乃有汗而解：《宋本》作"烦乃有汗而解"。

④ 知汗出解：《宋本》作"故知汗出解"。

⑤ 小腹：《宋本》作"少腹"。

⑥ 炙：《宋本》作"灸"。

⑦ 桂枝：《宋本》作"桂"。

⑧ 本云……奔豚气也：《宋本》在此段文字上方有桂枝加桂汤药物组成及煎服法。且"五两"《宋本》作"满五两"。

⑨ 烦燥：《宋本》作"烦躁"。

热①，（关上）脉细数者，以医吐之过也（此为小逆②）。

一二日吐之者，腹中饥，口不能食；三四日吐之者，不喜糜粥，欲冷食③，朝食夕④吐。以医吐之所致也。

大阳病吐之，但大阳病当恶寒，今反不恶寒，不欲近衣，此为吐之内烦也。

病人脉数，数为热，当消谷引食，而反吐者，此以发汗，令阳气微，膈气虚，脉乃数也。数为客热，不能消谷，以胃中虚冷，故吐也。

大阳病，（过经）十余日，心下温温欲吐，而胸中痛，大便反溏，腹微满，郁郁微烦。先此时自极吐下者，与调胃承气汤㊟若不尔者，不可与。○⑤但欲呕，胸中痛，微溏者，此非柴胡汤证，以呕，故知极吐⑥也。

大阳病六七日，表证仍在，脉微而沉，反不结胸，其人发狂者，以热在下焦，小腹⑦当鞭满，小便自利者，下血乃愈㊟所以然者，以大阳随症⑧，瘀热在里故也。 经 抵当汤

---

① 不发热：《宋本》作"发热"。
② 此为小逆：《宋本》此四字位于下段文字末尾。
③ 欲冷食：《宋本》作"欲食冷食"。
④ 夕：《宋本》作"暮"。
⑤ ○：《宋本》此处亦无文字。
⑥ 吐：《宋本》作"吐下"。
⑦ 小腹：《宋本》作"少腹"。
⑧ 症：《宋本》作"经"。

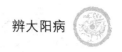

主之。

水蛭（熬）　虻虫各三十个（去翅足，熬）　桃仁二十个（去皮尖）　大黄三两（酒洗）

上四味，以水五升，煮取三升，去滓，温服一升。不下更服。

大阳病，身黄，脉沉结，小腹①鞕，（小便不利者，为无血也）小便自利，其人如狂者，（血证谛也）抵当汤主之。

伤寒有热，小腹②满，应小便不利，今反利者，（为有血也）当可③下之，（不可余药）宜抵当丸。

水蛭二十个（熬）　虻虫二十个（去翅足，熬）　桃仁二十五个（去皮尖）　大黄三两

上四味，捣分四丸，以水一升，煮一丸，取七合服之，晬时当下血（若不下者更服）。

大阳病，小便利者，以饮水多，必心下悸；小便少者，必苦里急也。

---

① 小腹：《宋本》作"少腹"。
② 小腹：《宋本》作"少腹"。
③ 可：《宋本》无。

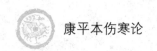

辨大阳病　结胸^①

问曰：病在^②结胸，有脏结，其状如何^③？答曰：按之痛，寸脉浮，关脉沉，名曰结胸也。何谓脏结？答曰：如结胸状，饮食如故，时时下利，寸脉浮，关脉小细沉紧，名曰脏结。舌上白胎滑者，难治。

脏结无阳症^④，不往来寒热^⑤，其人反静，舌上胎滑者，不可攻也。

病发于阳，而反下之，热入因作结胸；病发于阴，而反下之^⑥，因作痞也。

所以成结胸者，以下之太早故也。

结胸者，项亦强，如柔痉状，下之则和，宜大陷胸丸。

结胸证，其脉浮大者，不可下，下之则死。结胸证悉具，烦燥^⑦者亦死。

---

① 辨大阳病　结胸：《宋本》作"辨太阳病脉证并治下"。
② 在：《宋本》作"有"。
③ 如何：《宋本》作"何如"。
④ 症：《宋本》作"证"。
⑤ 不往来寒热：《宋本》后有"一云，寒而不热"六字。
⑥ 而反下之：《宋本》后有"一作汗出"四字。
⑦ 烦燥：《宋本》作"烦躁"。

太阳病，脉浮而动数_注（浮则为风，数则为热，动则为痛，数则为虚。经头痛发热，微盗汗出，而反恶寒者，表未解也。医反下之，动数变迟，膈内拒痛①（胃中空虚，客气动膈），短气躁烦，心中懊恼，阳气内陷，心下因鞕，则为结胸，大陷胸汤主之。若不大②结胸，但头汗出，余处无汗，剂颈而还，小便不利，身必发黄也，宜大陷胸丸③。

大陷胸汤方

大黄_{六两（去皮）}　芒硝_{一升}　甘遂_{一钱匕}

上三味，以水六升，先煮大黄，取二升，去滓，内芒硝，煮一两沸，内甘遂末，温服一升。得快利，止后服。

大陷胸丸方④

大黄_{半斤}　葶苈子_{半升（熬）}　芒硝_{半升}　杏仁_{半升（去皮尖，熬黑）}

上四味，捣筛二味，内杏仁、芒硝，合研如脂，和散，取如弹丸一枚，别捣甘遂末一钱匕，白蜜二合，水二升，煮取一升，温顿服之，一宿乃下，如不下，更服，取下为效，禁如药法。

---

①　膈内拒痛：《宋本》后有"一云头痛即眩"六字。
②　大：《宋本》无。
③　身必发黄也，宜大陷胸丸：《宋本》作"身必发黄"。
④　大陷胸丸方：大陷胸丸药物组成及煎服法，《宋本》位于"结胸者，项亦强，如柔痉状，下之则和，宜大陷胸丸"条下。

伤寒六七日，结胸热实，脉沉而紧，心下痛，按之石鞕者，大陷胸汤主之。

伤寒十余日，热结在里，复往来寒热者，与大柴胡汤；但结胸，无大热①（无大热者，此为水结在胸胁也），但头微汗出者，大陷胸汤主之②。

大阳病，重发汗而复下之，不大便五六日，舌上燥而渴，日晡所小有潮热，发心胸大烦③，从心下至少腹鞕满而痛，不可近者，大陷胸汤主之。少结胸者④，正在心下，按之则痛，脉浮滑者，小陷胸汤主之。

黄连一两　半夏半升（洗）　栝蒌实一枚（大者）

上三味，以水六升，先煮栝蒌实⑤，取三升，去滓，内诸药，煮取二升，去滓，分温三服。

大阳病，二三日，不能卧，但欲起，心下必结，脉微弱者（此本有寒饮⑥也）。反下之，若利止，必作结胸；未止者，四五⑦日复下之，此作协热利也。

大阳病，下之，其脉促⑧，不结胸者（此为欲解

---

① 无大热：《宋本》无。
② 大陷胸汤主之：《宋本》此条下有大柴胡汤药物组成及煎服法。
③ 发心胸大烦：《宋本》作"一云日晡所发，心胸大烦"。
④ 少结胸者：《宋本》作"小结胸病"。
⑤ 栝蒌实：《宋本》作"栝楼"。
⑥ 寒饮：《宋本》作"寒分"。
⑦ 四五：《宋本》作"四"。
⑧ 促：《宋本》后有"一作纵"三字。

也），□□□□□□①。

脉浮者，必结胸。脉紧者，必咽痛。脉弦者，必两胁拘急。脉细数者，头痛未止。脉沉紧者，必欲呕。脉沉滑者，协热利。脉浮滑者，必下血。

病在阳，应以汗解之，反以冷水潠之，若灌之，其热被劫不得去，弥更益烦，肉上粟起，意欲饮水，反少②渴者，服文蛤散；若不差者，与五苓散。寒实结胸，无热证者，与三物小陷胸汤注白散亦可服③。

文蛤散

文蛤五两

上一味为散，以沸汤和一方寸匕服，汤用五合。

白散

桔梗三分　巴豆一分（去皮尖，熬黑，研如脂）　贝母三分

上三味为散，内巴豆，更于臼中杵之，以白饮和服，强人半钱匕，羸者减之。病在膈上必吐，在膈下必利，不利进热粥一杯，利过不止，进冷粥一杯。

五苓散④

身热，皮粟不解，欲引衣自覆者⑤，若以水潠之、

---

①　□□□□□□：《宋本》此处亦无文字。

②　少：《宋本》作"不"。

③　白散亦可服：《宋本》后有"一云与三物小白散"七字。

④　五苓散：《宋本》有五苓散药物组成及煎服法，且位于"白散"上方。

⑤　者：《宋本》无。

洗之，益令热劫不得出，当汗而不汗则烦。假令汗出已，腹中痛，与苟药三两如上法。

太阳与少阳并病，头项强痛，或眩冒，时如结胸，心下痞鞕者，当刺太椎①第一间、肺俞、肝俞，慎不可发汗，发汗则谵语，脉弦。五日谵语不止，当刺期门。

妇人中风，发热恶寒，经水适来，得之七八日，热除而脉迟身凉。胸胁下满，如结胸状，谵语者，此为热入血室也，当刺期门，随其实而取之。

妇人中风，七八日续得寒热，发作有时，经水适断者（此为热入血室），其血必结，故使如疟状，发作有时，小柴胡汤主之②。

妇人伤寒，发热，经水适来，昼日明了，暮则谵语，如见鬼状者，此为热入血室。无犯胃气，及上二焦，必自愈。

伤寒六七日，发热，微恶寒，支节烦疼，微呕，心下支结，外证未去者，柴胡桂枝汤主之。

桂枝（去皮）　黄芩—两半　人参—两半　甘草—两（炙）

半夏二合半（洗）　苟药—两半　大枣六枚（擘）　生姜—两半（切）　柴胡四两

---

① 太椎：《宋本》作"大椎"。
② 小柴胡汤主之：《宋本》此条下有小柴胡汤的药物组成及煎服法。

上九味，以水七升，煮取三升，去滓，温服一升_注本云，人参汤，作如桂枝法，加半夏、柴胡、黄芩，复如柴胡法，今用人参作各半剂。

伤寒五六日，已发汗而复下之，胸胁满微结，小便不利，渴而不呕，但头汗出，往来寒热，心烦者（此为未解也），柴胡桂枝干姜汤主之。

柴胡半斤　桂枝三两（去皮）　干姜二两　栝蒌根四两黄芩三两　牡蛎二两（熬）　甘草二两（炙）

上七味，以水一斗二升，煮取六升，去滓，再煎取三升，温服一升，日三服。初服微烦，复服汗出便愈。

伤寒五六日，头汗出，微恶寒，手足冷，心下满，口不欲食，大便鞕，脉细者（此为阳微结，必有表，复有里也。脉沉，亦有里也）注汗出为阳微，假令纯阴结，不得复有外证，悉入在里，此为半在里半在外也。脉虽沉紧，不得为少阴病，所以然者，少阴①不得有汗，今头汗出，故知非少阴也。经可与小柴胡汤。设不了了者，得屎而解。

伤寒五六日，呕而发热者，柴胡汤证具，而以他药下之，柴胡证仍在者，复与柴胡汤（此虽已下之，不为逆也②）。必蒸蒸而振，却发热汗出而解。若心下满而鞕痛者（此为结③），大陷胸汤主之。但满而不痛者（此为痞），柴胡不中

---

①　少阴：《宋本》作"阴"。
②　也：《宋本》无。
③　结：《宋本》作"结胸也"。

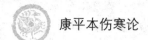

与之，宜半夏泻心汤。

半夏_{半升（洗）}　黄芩　干姜　人参　甘草_{各三两（炙）}

黄连_{一两}　大枣_{十二枚（擘）}

上七味，以水一斗，煮取六升，去滓，再煮^①取三升，温服一升，日三服^②。

大阳少阳并病，而反下之，成结胸，心下鞕，下利不止，水浆不下，其人心烦，□□□□□^③。

脉浮而紧，复下之^④，紧反入里，则作痞，按之自濡，但气痞耳。

大阳中风，下利呕逆_{（表解者，乃可攻之。）}　经　其人漐漐汗出，发作有时，头痛，心下痞鞕满，引胁下痛，干呕短气，汗出不恶寒者_{（此表解里未和也）}。十枣汤主之。

芫花_{（熬）}　甘遂　大戟

上三味，等分，各别捣为散，以水一升半，先煮大枣肥者十枚，取八合，去滓，内药末_{（强人服一钱匕，羸人者^⑤}服半钱）　经　温服之_{（平旦服）}。若下少，病不除者，明日更服_{（加半钱）}。得快下利后，糜粥自养。

---

① 煮：《宋本》作"煎"。

② 日三服：《宋本》后有"须大陷胸汤者，方用前第二法。一方用半夏一升"。

③ □□□□□：《宋本》亦无文字。

④ 复下之：《宋本》作"而复下之"。

⑤ 者：《宋本》无。

大阳病，医发汗，遂发热恶寒，因复下之，心下痞
（注）表里但①虚，阴阳气并竭（无阳则阴独）。经复加烧针，因胸烦（注）
面色青黄，肤瞤者，难治；今色微黄，手足温者，易愈。经心下痞，按
之濡，其脉（关上）浮者，大黄黄连泻心汤主之。心下
痞，而复恶寒汗出者，附子泻心汤主之。（本以下之故）心
下痞，与泻心汤。痞不解，其人渴而口燥烦，小便不利
者，五苓散主之（注）一方云，忍之一日乃愈。

大黄黄连泻心汤方②

大黄二两　黄连　黄芩③各一两

上三④味，以麻沸汤二升，渍之，须臾绞去滓，分
温再服。

附子泻心汤方⑤

大黄二两　黄连一两　黄芩一两　附子二枚⑥（炮，去皮，破，
别煮取汁）

上四味，切三味，以麻沸汤二升，渍之，须臾，绞
去滓，内附子汁，分温再服。

---

　　① 但：《宋本》作"俱"。
　　② 大黄黄连泻心汤方：《宋本》大黄黄连泻心汤药物组成及煎服法
位于上方"大黄黄连泻心汤"条下。
　　③ 黄芩：《宋本》无。
　　④ 三：《宋本》作"二"。
　　⑤ 附子泻心汤方：《宋本》附子泻心汤药物组成及煎服法位于上方
"附子泻心汤"条下。
　　⑥ 二枚：《宋本》作"一枚"。

伤寒汗出解之后，胃中不和，心下痞鞕，干噫食臭，胁下有水气，腹中雷鸣，下利者，生姜泻心汤主之。

生姜四两（切）　　甘草三两（炙）　　人参三两　干姜一两
黄芩三两　半夏半升（洗）　　黄连一两　大枣十二枚（擘）

上八味，以水一斗，煮取六升，去滓，再煎取三升，温服一升，日三服。

伤寒中风，医反下之，其人下利日数十行，谷不化，腹中雷鸣，心下痞鞕而满，干呕，心烦不得安，医见心下痞，谓病不尽，复下之，其痞益甚（此非结热）注但以胃中虚，客气上逆，故使鞕也。经 甘草泻心汤主之。

甘草四两（炙）　　黄芩三两　干姜三两　半夏半升（洗）
大枣十二枚①　黄连一两

上六味，以水一斗，煮取六升，去滓，再煎取三升，温服一升，日三服注附子泻心汤，本云加附子。半夏泻心汤，甘草泻心汤，同体别名耳。生姜泻心汤，本云理中人参黄芩汤去桂枝、术，加黄连，并泻肝法②。

伤寒服汤药，下利不止，心下痞鞕。服泻心汤已，复以他药下之，利不止，医以理中与之，利益甚注理中者，

---

① 十二枚：《宋本》作"十二枚，擘"。
② 附子泻心汤……并泻肝法：《宋本》此段文字位于上方生姜泻心汤煎服法末尾。

理中焦，此利在下焦。｜经｜赤石脂禹余粮汤主之（注）复不止者，当利其小便。

赤石脂一斤（碎）　　太一禹余粮一斤（碎）

上二味，以水六升，煮取二升，去滓，分温三服。

伤寒吐下后，发汗，虚烦，脉甚微，八九日心下痞鞕，胁下痛，气上冲咽喉，眩冒，经脉动惕者，久而成痿。

伤寒发汗，若吐、若下，解后心下痞鞕，噫气不除者，旋复代赭汤主之。

旋复花三两　　人参二两　　生姜五两　　代赭一两　　甘草三两（炙）　　半夏半升（洗）　　大枣十二枚（擘）

上七味，以水一斗，煮取六升，去滓，再煎取三升。温服一升，日三服。

喘家①，下后不可更行桂枝汤。若汗出而喘，无大热者，可与麻黄杏子甘草石膏汤②。

大阳病，外证未除，而数下之，遂协热而利，下不止③，心下痞鞕，表里不解者，桂枝人参汤主之。

桂枝四两（别切）　　甘草四两（炙）　　白术三两　　人参三两

---

①　喘家：《宋本》无。

②　麻黄杏子甘草石膏汤：《宋本》此条下有麻黄杏子甘草石膏汤的药物组成及煎服法。

③　下不止：《宋本》作"利下不止"。

干姜三两

上五味，以水九升，先煮四味，取五升，内桂，更煮取三升，去滓，温服一升㊟日再，夜一服。

伤寒大下后，复发汗，心下痞，恶寒者（表未解也），不可攻痞，当先解表，表解乃可攻痞㊟解表宜桂枝人参汤①，攻痞宜大黄黄连泻心汤。

伤寒发热，汗出不解，心中痞鞕，呕吐而下利者，□□□□②之。

病如桂枝证，头不痛，项不强，寸脉微浮，胸中痞鞕，气上冲喉咽，不得息者（此为胸中有寒饮也③）。当吐之，宜瓜蒂散。

瓜蒂一分（熬黄）　赤小豆一分

上二味，各别捣筛，为散已，合治之，取一钱匕，以香豉一合，用热汤七合，煮作稀糜，去滓，取汁和散，温顿服之。不吐者，少少加，得快吐乃止㊟诸亡血虚家，不可与瓜蒂散。

病胁下素有痞，连在脐傍，痛引少腹，入阴筋者，此名脏结，死。

伤寒若吐若下后，七八日不解㊟热结在里。经表里俱

---

① 桂枝人参汤：《宋本》作"桂枝汤"。
② □□□□：《宋本》作"大柴胡汤"。
③ 此为胸中有寒饮也：《宋本》作"此为胸有寒也"。

热，时时恶风，大渴，舌上干燥而烦，欲饮水数升者，白虎加人参汤主之。

知母_{六两}　石膏_{一斤（碎）}　甘草_{二两（炙）}　人参_{二两}
粳米_{六合}

上五味，以水一斗，煮米熟汤成，去滓，温服一升，日三服_注此方，立夏后立秋前乃可服，立秋后不可服。正月、二月、三月尚凛冷，亦不可与服之，与之则呕利而腹痛。○①诸亡血虚家亦不可与，得之则腹痛下利②者，但可温之，当愈。

伤寒无大热，口燥渴，心烦，背微恶寒者，白虎加人参汤主之。

伤寒脉浮，发热无汗_注其表不解者③，不可与白虎汤。经渴欲饮水，无表证者，白虎加人参汤主之。

大阳少阳并病，心下鞕，颈项强而眩者，当刺大椎、肺愈、肝愈④，慎勿下之。

大阳与少阳合病，自下利者，与黄芩汤；若呕者，黄芩加半夏生姜汤主之。

黄芩汤

黄芩_{三两}　芍药_{二两}　甘草_{二两（炙）}　大枣_{十二枚（擘）}

---

① ○：《宋本》此处亦无文字。
② 下利：《宋本》作"利"。
③ 者：《宋本》无。
④ 肺愈、肝愈：《宋本》作"肺俞、肝俞"。

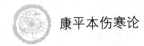

上四味，以水一斗，煮取三升，去滓，温服一升㊟

日再，夜一服。

黄芩加半夏生姜汤

黄芩三两　　芍药二两　　甘草二两（炙）　　大枣十二枚（擘）

半夏半升（洗）　　生姜一两半①（切）

上六味，以水一斗，煮取三升，去滓，温服一升㊟

日再，夜一服。

伤寒胸中有热，胃中有邪气，腹中痛，欲呕吐者，黄连汤主之。

黄连三两　　甘草三两（炙）　　干姜三两　　桂枝三两（去皮）

人参二两　　半夏半升（洗）　　大枣十二枚（擘）

上七味，以水一斗，煮取六升，去滓，温㊟昼三夜

二。（昼三夜二。疑非仲景法②）

伤寒八九日，风湿相抟，身体疼烦，不能自转侧，

不呕，不渴，脉浮虚而涩者，桂枝附子汤主之。若其人

大便鞕（脐下心下鞕③），小便不利④者，去桂加白术汤

主之。

桂枝附子汤

桂枝四两（去皮）　　附子三枚（炮，去皮，破）　　生姜三两（切）

---

① 一两半：《宋本》后有"一方三两"四字。

② 昼三夜二。疑非仲景法：《宋本》作"疑非仲景方"。

③ 脐下心下鞕：《宋本》前有"一云"两字。

④ 不利：《宋本》作"自利"。

大枣十二枚（擘）　　甘草二两（炙）

上五味，以水六升，煮取二升，去滓，分温三服。

去桂加白术汤

附子三枚（炮，去皮，破）　　白术四两　生姜三两（切）　　甘草二两（炙）　　大枣十二枚（擘）

上五味，以水六升，煮取二升，去滓，分温三服。

初一服，其人身如痹，半日许复服之，三服都尽，其人如冒状，勿怪，此以附子、术并走皮内，逐水气未得除，故使之耳，□①法当加桂四两注此本一方二法，以大便鞕，小便不利②，去桂也；以大便不鞕，小便不利，当加桂，附子三枚（恐多也），虚弱家及产妇宜减服之。

风湿相抟，骨节疼烦，掣痛不得屈伸，近之则痛剧，汗出短气，小便不利，恶风不欲去衣，或身微肿者，甘草附子汤主之。

甘草二两（炙）　　附子二枚（炮，去皮，破）　　白术二两　桂枝四两（去皮）

上四味，以水六升，煮取三升，去滓，温服一升，日三服注初服得微汗则解，能食，汗出止③复烦者，将服五合，恐一升多者，宜服六七合为妙④。

---

① 　□：《宋本》此处亦无文字。
② 　不利：《宋本》作"自利"。
③ 　汗出止：《宋本》作"汗止"。
④ 　妙：《宋本》作"始"。

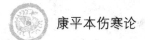

伤寒脉浮滑，白虎汤主之①。

知母六两　石膏一斤（碎）　甘草二两（炙）　粳米六合

上四味，以水一斗，煮米熟汤成，去滓，温服一升，日三服。

伤寒解而后②，脉结代，心动悸，炙甘草汤主之。

甘草四两（炙）　生姜三两（切）　人参二两　生地黄一斤

桂枝三两（去皮）　阿胶二两　麦门冬半升（去心）　麻仁半升

大枣三十枚（擘）

上九味，以清酒七升，水八升，先煮八味，取三升，去滓，内胶烊消尽，温服一升，日三服。一名复脉汤。

脉按之来缓，时一止复来者，名曰结。又脉来动而中止，更来小数，中有还者反动，名曰结，阴也。脉来动而中止，不能自还，因而复动者，名曰代，阴也。得此脉者必难治。

---

① 伤寒脉浮滑，白虎汤主之：《宋本》作"伤寒脉浮滑，此以表有热、里有寒，白虎汤主之"。

② 解而后：《宋本》无此三字。

辨阳明病①

问曰：病有大阳阳明，有正阳阳明，有少阳阳明，何谓也？答曰：大阳阳明者，脾约②是也；正阳阳明者，胃家实是也；少阳阳明者，发汗利小便已，胃中燥烦实，大便难是也。

阳明之为病，胃家实③是也。

问曰：何缘得阳明病？答曰：大阳病，发汗④，若下，若利小便，此亡津液，胃中干燥，因转属阳明。不更衣，内实，大便难者，此名阳明也。

问曰：阳明病外证云何？答曰：身热，汗自出，不恶寒，反恶热也。

问曰：病有得之一日，不发热而恶寒者，何也？答曰：虽得之一日，恶寒将自罢，即自汗出而恶热也。

问曰：恶寒何故自罢？答曰：阳明居中，主土也，万物所归，无所复传，始虽恶寒，二日自止，此为阳明

---

① 辨阳明病：《宋本》作"辨阳明病脉证并治"。
② 约：《宋本》后有"一云络"三字。
③ 实：《宋本》后有"一作寒"三字。
④ 发汗：《宋本》作"若发汗"。

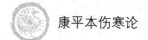

病也。

本大阳初得病时，发其汗，汗先出不彻，因转属阳明也。

伤寒发热无汗，呕不能食，而反汗出濈濈然者，是转属阳明也。

伤寒三日，阳明脉大。

伤寒脉浮而缓，手足自温者，是为系在太阴。大阴者，身当发黄，若小便自利者，不能发黄。至七八日，大便难①者，为阳明病也。

伤寒转系阳明者，其人濈然微汗出也。

阳明中风，口苦咽干，腹满微喘，发热恶寒，脉浮而紧。若下之，则腹满、小便难也。

阳明病，若能食，名中风；不能食，名中寒。

阳明病，若中寒者，不能食，小便不利，手足濈然汗出（此欲作固瘕），必大便初鞭后溏注所以然者，以胃中冷，水谷不别故也。

阳明病，初欲食，小便反不利，大便自调，其人骨节疼，翕翕如有热状，奄然发狂，□□□□②濈然汗出而解③注汗出而解者，此水不胜谷气，与汗共并，脉紧则愈。

---

① 难：《宋本》作"鞭"。
② □□□□：《宋本》亦无文字。
③ 汗出而解：《宋本》无。

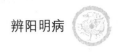

阳明病欲解时，从申至戌上。

阳明病，不能食，攻其热必哕_注所以然者，胃中虚冷故也。（以其人本虚，攻其热必哕）

阳明病，脉迟，食难用饱，饱则微烦，头眩，必小便难（此欲作谷瘅），虽下之，腹满如故_注所以然者，脉迟故也。

阳明病，法多汗，反无汗，其身如虫行皮中状者，此以久虚故也。

阳明病，反无汗，而小便利，二三日呕而咳，手足厥者，必苦头痛。若不咳不呕，手足不厥者，头不痛①。

阳明病，但头眩，不恶寒，故能食而咳，其人咽必痛。若不咳者，咽不痛②。

阳明病，无汗，小便不利，心中懊憹者，身必发黄。

阳明病，被火，额上微汗出，而小便不利者，必发黄。

阳明病，脉浮而紧者，必潮热，发作有时。但浮者，必盗汗出。

阳明病，口燥，但③欲漱水不欲咽者，此必衄。

---

① 阳明病……头不痛：《宋本》后有"一云冬阳明"五字。
② 阳明病……咽不痛：《宋本》后有"一云冬阳明"五字。
③ 但：《宋本》无此字。

阳明病，本自汗出，医更重发汗，病已差，尚微烦不了①者（此必大便鞕故也），以亡津液，胃中干燥，故令大便鞕注当问其小便日几行，若本小便日三四行，今日再行，故知大便不久出。今为小便数少，以津液当还入胃中，故知不久必大便也。

伤寒呕多，虽有阳明证，不可攻之。

阳明病，心下鞕满者，不可攻之。攻之，利遂不止者死，利止者愈。

阳明病，面合赤色②，不可攻之，必发热。色黄者，小便不利也。

阳明病，不吐不下，心烦者，可与调胃承气汤③。

阳明病，脉迟，虽汗出不恶寒者，其身必重，短气腹满而喘，有潮热（有潮热者，此外欲解，可攻里也）。手足濈然汗出者（汗出者④，此大便已鞕也），大承气汤主之。

若汗多，微发热恶寒者，外未解也⑤，其热不潮，未可与承气汤。若腹大满不通者，可与小承气汤，微和胃气，勿令至大泄下。

大承气汤

大黄四两（酒洗）　　厚朴半斤（炙，去皮）　　枳实五枚（炙）

---

① 不了：《宋本》作"不了了"。

② 赤色：《宋本》作"色赤"。

③ 阳明病……承气汤：《宋本》此条下有调胃承气汤的药物组成及煎服法。

④ 汗出者：《宋本》无。

⑤ 外未解也：《宋本》后有"一法与桂枝汤"六字。

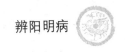

芒硝三合

上四味，以水一斗，先煮二物，取五升，去滓，内大黄，更煮取二升，去滓，内芒硝，更上微火一两沸，分温再服註得下余勿服。

小承气汤

大黄四两　　厚朴二两（炙，去皮）　　枳实三枚（大者，炙）

上三味，以水四升，煮取一升二合，去滓，分温二服註初服汤，当更衣，不尔者，尽饮之。若更衣者，勿服之。

阳明病，潮热，大便微鞕者，可与小承气汤①（不鞕者，不可与之）。

若不大便六七日，恐有燥屎，欲知之法，少与小承气汤，汤入腹中，转矢气②者，此有燥屎也，乃可攻之。若不转矢气者，此但初头鞕，后必溏，不可攻之，攻之必胀满不能食也。欲饮水者，与水则哕。其后发热者，必大便复鞕而少也，以小承气汤和之。不转失气者，慎不可攻也。

夫实则谵语，虚则郑声註郑声③，重语也。

直视谵语，喘满者死，下利者亦死。发汗多，若重发汗者，亡其阳，谵语，脉短者死，脉自和者不死。

---

①　小承气汤：《宋本》作"大承气汤"。
②　矢气：《宋本》作"失气"，后同。
③　郑声：《宋本》作"郑声者"。

伤寒，若吐、若下后不解，不大便五六日以上，至十余日①，日晡所发潮热，不恶寒，独语如见鬼状。若剧者，发则不识人，循衣摸床，怵惕而不安②，微喘直视（脉弦者生，涩者死，微者，但发潮热③），谵语者，大承气汤主之注若一服利，则止后服。

阳明病，其人多汗，以津液外出，胃中燥，大便必鞕，鞕则谵语，小承气汤主之。若一服谵语止者，更莫复服。

阳明病，谵语发潮热，脉滑而疾者，小承气汤主之。

因与承气汤一升，腹中转气者，更服一升。若不转气者，勿更与之。明日又不大便，脉反微涩者，里虚也，为难治，不可更与承气汤也。

阳明病，谵语有潮热，反不能食者，胃中必有燥屎五六枚④。若能食者，但鞕耳，宜大承气汤下之。

阳明病，下血谵语者，此为热入血室，但头汗出者，刺期门，随其实而泻之，濈然汗出则愈。

---

① 不大便五六日以上，至十余日：《宋本》作"不大便五六日，上至十余日"。
② 怵惕而不安：《宋本》作"惕而不安"，且后有"一云，顺衣妄撮，怵惕不安"十字。
③ 潮热：《宋本》作"热"。
④ 胃中必有燥屎五六枚：《宋本》后有"也"字。

汗①出谵语者，以有燥屎在胃中（此为风）也。须下者，过经乃可下之。下之若早，语言必乱，以表虚里实故也（下之愈），宜大承气汤②。伤寒四五日，脉沉而喘满（沉为在里），而反发其汗，津液越出，大便为难，表虚里实，久则谵语。

三阳合病，腹满身重，难以转侧，口不仁，面垢③，谵语，遗尿。发汗谵语④，□□□⑤下之则额上生汗，手足逆冷。若自汗出者，白虎汤主之⑥。

二阳并病，大阳证罢，但发潮热，手足漐漐汗出，大便难而谵语者，下之则愈，宜大承气汤。

阳明病，脉浮而紧，咽燥口苦，腹满而喘，发热汗出，不恶寒反恶热，身重。若发汗则躁，心愦愦⑦，反谵语。若加温针，必怵惕烦躁不得眠。若下之，则胃中空虚，客气动膈，心中懊憹，舌上胎者，栀子豉汤主之⑧。若渴欲饮水，口干舌燥者，白虎加人参汤主之⑨。

---

① 汗：《宋本》后有"汗一作卧"四字。
② 宜大承气汤：《宋本》后有"一云大柴胡汤"六字。
③ 垢：《宋本》后有"又作枯，一云向经"七字。
④ 发汗谵语：《宋本》作"发汗则谵语"。
⑤ □□□：《宋本》亦无文字。
⑥ 白虎汤主之：《宋本》此条文下有白虎汤药物组成及煎服法。
⑦ 愦：《宋本》后有"公对切"三字。
⑧ 栀子豉汤主之：《宋本》此下有栀子豉汤药物组成及煎服法。
⑨ 白虎加人参汤主之：《宋本》此下有白虎加人参汤药物组成及煎服法。

若（脉浮发热）渴欲饮水，小便不利者，猪苓汤主之①。

阳明病，汗出多而渴者，不可与猪苓汤，以汗多胃中燥，猪苓汤复利其小便故也。

脉浮而迟，表热里寒，下利清谷者，回逆汤主之②。

若胃中虚冷，不能食者，饮水则哕。脉浮发热，口干鼻燥，能食者则衄。

阳明病，下之，其外有热，手足温（小结胸③），心中懊侬，饥不能食，但头汗出者，栀子豉汤主之。

阳明病，发潮热，大便溏，小便自可，胸胁满不去者，柴胡汤主之④。

阳明病，胁下鞕满，不大便而呕，舌上白胎者，可与小柴胡汤。上焦得通，津液得下，胃气因和，身濈然汗出而解。

阳明病⑤，中风，脉弦浮大而短气，腹都满，胁下及心痛，久按之气不通，鼻干不得汗，嗜卧，一身及面

---

① 猪苓汤主之：《宋本》此下有猪苓汤药物组成及煎服法。
② 脉浮而迟……回逆汤主之："回逆汤"《宋本》作"四逆汤"，且此条文下有四逆汤药物组成及煎服法。
③ 小结胸：《宋本》作"不结胸"。
④ 柴胡汤主之：《宋本》作"与小柴胡汤"，且下有小柴胡汤药物组成及煎服法。
⑤ 病：《宋本》无。

目^①悉黄，小便难，有潮热，时时哕，耳前后肿，刺之小差。外不解，病过十日，脉续浮者，与小柴胡汤。脉但浮，无余症^②者，与麻黄汤_注若不尿，腹满加哕者，不治^③。

阳明病，自汗出，若发汗，小便自利者（此为津液内竭），虽鞕不可攻之，当须自欲大便，宜蜜煎导而通之。若土瓜根及大猪胆汁，皆可为导。

蜜煎方

食蜜_{七合}

上一味，于铜器内，微火煎，当须凝如饴状，搅之勿令焦著。候^④可丸，并手捻作挺，令头锐，大如指，长二寸许。当热时急作，冷则鞕。以内谷道中，以手急抱，欲大便时乃去之（疑非仲景意），已试甚良。

又大猪胆一枚，泻汁，和少许法酢^⑤，以灌谷道内，如一食顷，当大便，出宿食、恶物，甚效。

阳明病，脉迟，汗出多，微恶寒者，表未解也，可发汗，宜桂枝汤^⑥。

---

① 面目：《宋本》作"目"。
② 症：《宋本》作"证"。
③ 若不尿，腹满加哕者，不治：《宋本》此下有麻黄汤药物组成及煎服法。
④ 候：《宋本》作"欲"。
⑤ 酢：《宋本》作"醋"。
⑥ 阳明病……宜桂枝汤：《宋本》此条下有桂枝汤药物组成及煎服法。

阳明病，脉浮，无汗而喘者，发汗则愈，宜麻黄汤。

阳明病，发热汗出者（此为热越），不能发黄也。但头汗出，身无汗，剂颈而还，小便不利，渴引水浆者（此为瘀热有里），身必发黄，茵陈蒿汤主之。

茵陈蒿六两　栀子十四枚（擘）　大黄二两（去皮）

上三味，以水一斗二升，先煮茵陈，减六升，内二味，煮取三升，去滓，分三服。小便当利注尿如皂荚汁状，色正赤，一宿腹减，黄从小便去也。

阳明证，其人喜忘者，必有畜血（所以然者，本有久瘀血，故令喜忘）。尿虽难①，大便反易，而②其色必黑者，宜抵当汤下之③。

阳明病，下之，心中懊憹而烦，胃中有燥屎者，宜大承气汤注若有燥屎者，可攻。腹微满，初头鞕，后必溏者，不可攻之④。

病人不大便五六日，绕脐痛，烦燥⑤，发作有时者，此有燥屎，故使不大便也。病人烦热，汗出则解，又如疟状，日晡所发热者，属阳明也。脉实者，宜下

①　尿虽难：《宋本》作"尿虽鞕"。
②　而：《宋本》无。
③　宜抵当汤下之：《宋本》此条下有抵当汤药物组成及煎服法。
④　阳明病……不可攻之：《宋本》此条作"阳明病，下之，心中懊憹而烦，胃中有燥屎者，可攻。腹微满，初头鞕，后必溏，不可攻之。若有燥屎者，宜大承气汤"。
⑤　烦燥：《宋本》作"烦躁"。

之；脉浮虚者，宜发汗。下之与大承气汤，发汗宜桂枝汤。

大下后，六七日不大便，烦不解，腹满痛者，此有燥屎也（所以然者，本有宿食故也），宜大承气汤。

病人小便不利，大便乍鞕①乍易，时有微热，喘冒②不能卧者，有燥屎也，宜大承气汤。

食谷欲呕者③，属阳明也，吴茱萸汤主之（得汤反剧者，属上焦也④）。

大阳病，脉⑤（寸）缓（关）浮（尺）弱，其人发热汗出，复恶寒，不呕，但心下痞者，此以医下之也。如其不下者，病人不恶寒而渴⑥（渴者，此转属阳明也）。小便数者，大便必鞕，不更衣十日，无所苦也。渴欲饮水，少少与之，但以法救之。渴者，宜五苓散⑦。

脉阳微而汗出少者，为自和⑧也；汗出多者，为大过⑨。阳脉实，因发其汗，汗⑩出多者，亦为大过。大

---

① 鞕：《宋本》作"难"。
② 喘冒：《宋本》后有"一作怫郁"四字。
③ 者：《宋本》无。
④ 得汤反剧者，属上焦也：《宋本》此后有吴茱萸汤药物组成及煎服法。
⑤ 脉：《宋本》无。
⑥ 渴：《宋本》无。
⑦ 渴者，宜五苓散：《宋本》此后有五苓散药物组成及煎服法。
⑧ 和：《宋本》后有"一作如"三字。
⑨ 大过：《宋本》作"太过"，后同。
⑩ 汗：《宋本》无。

过者，为阳绝于里，亡津液，大便因鞕也。

脉浮而芤，浮为阳，芤为阴，浮芤相抟，胃气生热，其阳则绝。

跌阳脉浮而涩，浮则胃气强，涩则小便数，浮涩相抟，大便则难[1]，其脾为约，麻子仁丸主之。

麻子仁_{二升}　芍药_{半斤}　枳实_{半斤（炙）}　大黄_{一斤（去皮）}

厚朴_{一尺（炙，去皮）}　杏仁_{一升（去皮尖，熬[2]）}

上六味，蜜和丸如梧桐子大，饮服十丸，日三服_注渐加，以知为度。

大阳病三日，发汗不解，蒸蒸发热者，属胃也，调胃承气汤主之。

伤寒吐后，腹胀满者，与调胃承气汤。大阳病，若吐、若下、若发汗后，微烦，小便数，大便因鞕者，与小承气汤和之，愈。

得病二三日，脉弱，无大阳、柴胡证，烦燥[3]，心下鞕，至四五日，虽能食，以小承气汤，少少与之[4]，微和之，令小安，至六日，与承气汤一升。若不大便六七日，小便少者，虽不受食[5]，但初头鞕，后必溏，未

---

① 难：《宋本》作"鞕"。
② 去皮尖，熬：《宋本》作"去皮尖，熬，别作脂"。
③ 烦燥：《宋本》作"烦躁"。
④ 之：《宋本》无。
⑤ 不受食：《宋本》后有"一云不大便"五字。

定成鞕，攻之必溏。须小便利，屎定鞕，乃可攻之，宜大承气汤。

伤寒六七日，目中不了了，睛不和，无表里证，大便难，身微热者（此为实也），急下之，宜大承气汤。

阳明病，发热汗多者，急下之，宜大承气汤①。

发汗不解，腹满痛者，急下之，宜大承气汤。腹满不减，减不足言，当下之，宜大承气汤。

阳明少阳合病，必下利（其脉不负者，为顺也）注负者，失也，互相克贼，名为负也。论脉滑而数者，有宿食也，当下之，宜大承气汤。

病人无表里证，发热七八日，虽脉浮数者，可下之。假令已下，脉数不解，合热则消谷喜饥，至六七日不大便者，有瘀血，宜抵当汤。若脉数不解，而下不止，必协热便脓血也。

伤寒发汗已，身目为黄，所以然者，以寒湿②在里不解故也。以为不可下也，□□□□□□③注于寒湿中求之。

伤寒七八日，身黄如橘子色，小便不利，腹微满者，茵陈蒿④主之。

---

① 宜大承气汤：《宋本》后有"一云大柴胡汤"六字。
② 湿：《宋本》后有"一作温"三字。
③ □□□□□□：《宋本》此处亦无文字。
④ 茵陈蒿：《宋本》作"茵陈蒿汤"。

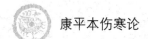

伤寒，身黄发热者①，栀子蘗皮汤主之。

肥栀子十五个（擘）　甘草一两（炙）　黄蘗二两

上三味，以水四升，煮取一升半，去滓，分温再服。

伤寒瘀热在里，身必发黄②，麻黄连轺赤小豆汤主之。

麻黄二两（去节）　连轺二两（连翘根是也③）　杏仁四十个（去皮尖）　赤小豆一升　大枣十二枚（擘）　生梓白皮一升（切）　生姜二两（切）　甘草二两（炙）

上八味，以潦水一斗，先煮麻黄再沸，去上沫，内诸药，煮取三升，去滓，分温三服注半日服尽。

---

① 者：《宋本》无。
② 发黄：《宋本》作"黄"。
③ 也：《宋本》无。

辨少阳病①

少阳之为病，口苦，咽干，目眩也。

少阳病②，两耳无所闻，目赤，胸中满而烦者，不可吐下，吐下则悸而惊。

伤寒，脉弦细，头痛发热者，属少阳。

少阳不可发汗，发汗则谵语（此属胃)，胃和则愈（胃不和烦而悸③)。

本太阳病不解，转入少阳者，胁下鞕满，干呕不能食，往来寒热，尚未吐下，脉沉紧者，与小柴胡汤④。

若已吐、下、发汗、温针，谵语，柴胡⑤证罢，此为坏病注知犯何逆，以法治之。

三阳合病，脉浮大（上关上)，但欲眠睡，目合则汗。

伤寒六七日，无大热，其人躁烦者，此为阳去入阴故也。

伤寒三日，三阳为尽，三阴当受邪，其人反能食而

---

① 辨少阳病：《宋本》作"辨少阳病脉证并治"。
② 少阳病：《宋本》作"少阳中风"。
③ 悸：《宋本》后有"一云躁"三字。
④ 与小柴胡汤：《宋本》此条下方有小柴胡汤药物组成及煎服法。
⑤ 柴胡：《宋本》作"柴胡汤"。

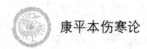

不呕，此①三阴不受邪也。

伤寒三日，少阳脉小者，欲已也。

少阳病欲解时，从寅至辰上。

---

① 此：《宋本》作"此为"。

辨大阴病①

大阴之为病，腹满而吐，食不下，自利益甚，时腹自痛。若下之，必胸下结鞕。

大阴中风，四肢烦疼，脉②阳微阴涩而长者，为欲愈。

大阴病欲解时，从亥至丑上。

大阴病，脉浮者，少③可发汗，宜桂枝汤④。自利不渴者，属大阴，其脏有寒故也⑤，当温之﹙注﹚宜服回逆辈⑥。

伤寒，脉浮而缓，手足自温者，系在大阴，当发身黄⑦。若小便自利者，不能发黄。□□□□⑧至七八日，虽暴烦下利日十余行，必自止﹙注﹚以脾家实，腐秽当去故也。

本大阳病，医反下之，因尔腹满时痛者（属大阴也），桂枝加芍药汤主之。大实痛者，桂枝加大黄汤主之。

---

① 辨大阴病：《宋本》作"辨太阴病脉证并治"。
② 脉：《宋本》无。
③ 少：《宋本》无。
④ 宜桂枝汤：《宋本》后有桂枝汤药物组成及煎服法。
⑤ 其脏有寒故也：《宋本》前有"以"字。
⑥ 回逆辈：《宋本》作"四逆辈"。
⑦ 当发身黄：《宋本》作"太阴当发身黄"。
⑧ □□□□：《宋本》亦无文字。

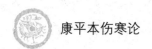

桂枝加芍药汤

桂枝三两（去皮）　　芍药六两　甘草二两（炙）　　大枣十二枚（擘）　生姜三两（切）

上五味，以水七升，煮取三升，去滓，温分三服㊟本云，桂枝汤，今加芍药。

桂枝加大黄汤

桂枝三两① 大黄二两 芍药六两 生姜三两（切）　甘草二两（炙）　大枣十二枚（擘）

上六味，以水七升，煮取三升，去滓。温服一升，日三服。

大阴为病，脉弱，其人续自便利，设当行大黄芍药者，宜减之，以其人胃气弱，易动故也。②

---

① 三两：《宋本》作"三两，去皮"。
② 大阴为病……易动故也：《宋本》此条后有"下利者，先煎芍药三沸"九字。

辨少阴病①

少阴之为病，脉微细，但欲寐也。

少阴病，欲吐不吐，心烦，但欲寐，五六日自利而渴者（属少阴也），虚故引水自救。若小便色白者，少阴病形悉具（注小便白者，以下焦虚有寒，不能制水，故令色白也）。

病人脉阴阳俱紧，反汗出者，亡阳也，此属少阴，法当咽痛而复吐利。

少阴病，咳而下利谵语者，被火气劫故也，小便必难，以强责少阴汗也。

少阴病，脉细沉数，病为在里，不可发汗。

少阴病，脉微，不可发汗，亡阳故也。阳已虚，尺脉弱涩者，复不可下之。

少阴病，脉紧，至七八日，自下利，脉暴微，手足反温，脉紧反去者，为欲解也，虽烦下利，必自愈。

少阴病，下利，若利自止，恶寒而蜷卧，手足温者，可治。

少阴病，恶寒而蜷，时自烦，欲去衣被者，可治。

---

① 辨少阴病：《宋本》作"辨少阴病脉证并治"。

少阴中风，脉阳微阴浮者，为欲愈。

少阴病欲解时，从子至寅上。

少阴病，吐利，手足不逆冷，反发热者，不死。脉不至者①，灸②少阴七壮。

少阴病八九日，一身手足尽热者，以热在膀胱，必便血也。

少阴病，但厥无汗，而强发之，必动其血，未知从何道出，或从口鼻，或从目出者，是名下厥上竭，为难治。

少阴病，恶寒身蜷而利，手足逆冷者，不治。

少阴病，吐利躁烦，四逆者，死。

少阴病，下利止而头眩，时时自冒者，死。

少阴病，四逆，恶寒而身蜷，脉不至，不烦而躁者，死③。

少阴病六七日，息高者，死。

少阴病，脉微细沉，但欲卧，汗出不烦，自欲吐，至五六日，自利，复烦躁不得卧寐者，死。

少阴病，始得之，反发热，脉沉者，麻黄细辛附子汤主之。

---

① 脉不至者：《宋本》后有"至一作足"四字。
② 灸：《宋本》作"灸"。
③ 死：《宋本》后有"一作吐利而躁逆者，死"九字。

麻黄二两（去节）　细辛二两　附子一枚（炮，去皮，破八片）

上三味，以水一斗，先煮麻黄，减二升，去上沫，内诸药，煮取三升，去滓，温服一升，日三服。

少阴病，得之二三日，麻黄附子甘草汤，微发汗^①以二三日无里^①证，故微发汗也。

麻黄二两（去节）　甘草二两（炙）　附子一枚（炮，去皮，破八片）

上三味，以水七升，先煮麻黄一两沸，去上沫，内诸药，煮取三升，去滓，温服一升，日三服。

少阴病，得之二三日以上，心中烦，不得卧者^②，黄连阿胶汤主之。

黄连四两　黄芩二两　芍药二两　鸡子黄二枚　阿胶三两（一云三挺）

上五味，以水六升，先煮三物，取二升，去滓，内胶烊尽，小冷，内鸡子黄，搅令相得。温服七合，日三服。

少阴病，得之一二日，口中和，其背恶寒者^③，附子汤主之。

附子二枚（炮，去皮，破八片）　茯苓三两　人参二两　白术

---

①　里：《宋本》无。
②　者：《宋本》无。
③　其背恶寒者：《宋本》后有"当灸之"三字。

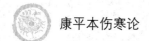

四两　　芍药三两

上五味，以水八升，煮取三升，去滓。一升①，日三服。

少阴病，身体痛，手足寒，骨节痛，脉沉者，附子汤主之。

少阴病，下利便脓血者，桃花汤主之。

赤石脂一斤（一半全用，一半筛末）　　干姜一两　　粳米一升

上三味，以水七升，煮米令熟，去滓（温服七合），内赤石脂末方寸匕，日三服注若一服愈，余勿服。

少阴病，二三日至四五日，腹痛，小便不利，下利不止，便脓血者，桃花汤主之。

少阴病，下利便脓血者，可刺。

少阴病，吐利，手足逆冷，烦躁欲死者，吴茱萸汤主之。

吴茱萸一升　　人参二两　　生姜六两（切）　　大枣十二枚（擘）

上四味，以水七升，煮取二升，去滓，温服七合，日三服。

少阴病，下利咽痛，胸满心烦者②，猪肤汤主之。

猪肤一斤

---

① 一升：《宋本》作"温服一升"。
② 者：《宋本》无。

上一味，以水一斗，煮取五升，去滓，加白蜜一斤①，白粉五合熬香，和令相得，温分六服。

少阴病二三日，咽痛者，可与甘草汤。不差，与桔梗汤。

甘草汤方

甘草二两

上一味，以水三升，煮取一升半，去滓，温服七合，日三②服。

桔梗汤方

桔梗一两　甘草二两

上二味，以水三升，煮取一升，去滓，温分再服。

少阴病，咽中伤生疮，不能语言，声不出者，半夏苦酒汤③主之。

半夏（洗，破如枣核）十四枚　鸡子一枚（去黄，内上苦酒，着鸡子壳中）

上二味，内半夏著苦酒中，以鸡子壳置刀环中，安火上，令三沸，去滓，少少含咽之。不差，更作三剂。

少阴病，咽中痛，半夏散及汤主之。

半夏（洗）　桂枝（去皮）　甘草（炙）

---

① 一斤：《宋本》作"一升"。
② 三：《宋本》作"二"。
③ 半夏苦酒汤：《宋本》作"苦酒汤"。

上三味，等分，各别捣筛已，合治之，白饮和服方寸匕，日三服。若不能散服者，以水一升，煮①七沸，内散两方寸匕，更煮三沸，下火，令小冷，少少咽之注半夏有毒，不当散服。

少阴病，下利，白通汤主之。

葱白四茎　干姜一两　附子一枚（生，去皮，破八片）

上三味，以水三升，煮取一升，去滓，分温再服。

少阴病，下利，脉微者，与白通汤。利不止，厥逆无脉，干呕烦者，白通加猪胆汁汤主之注服汤，脉暴出者死，微续者生。

葱白四茎　干姜一两　附子一枚（生，去皮，破八片）　人尿五合　猪胆汁一合

上五味，以水三升，煮取一升，去滓，内胆汁、人尿，和令相得，分温再服注若无胆，亦可用。

少阴病，二三日不已，至四五日，腹痛，小便不利，四肢沉重疼痛，自下利②（自下利者，此为有水气也③），其人或咳，或小便利，或下利，或呕者，玄武汤④主之。

茯苓三两　芍药三两　白术二两　生姜三两（切）　附子一枚（炮，去皮，破八片）

---

① 煮：《宋本》作"煎"。
② 自下利：《宋本》无。
③ 也：《宋本》无。
④ 玄武汤：《宋本》作"真武汤"。

上五味，以水八升，煮取三升，去滓，温服七合，日三服。

若咳者，加五味子半升，细辛一两，干姜一两；若小便利者，去茯苓；若下利者，去芍药，加干姜二两；若呕者，去附子，加生姜足前为半斤。

少阴病，下利清谷，里寒外热，手足厥逆，脉微欲绝，身反不恶寒，其人面色赤，或腹痛，或干呕，或咽痛，或利止、脉不出者，通脉回逆汤①主之。

甘草二两（炙）　　附子大者一枚（生用，去皮，破八片）　　干姜三两（强人可四两）

上三味，以水三升，煮取一升二合，去滓，分温再服。

其脉即出者愈。面色赤者，加葱九茎；腹中痛者，去葱，加芍药二两；呕者，加生姜二两；咽痛者，去芍药，加桔梗一两；利止，脉不出者，去桔梗，加人参二两注脉②病皆与方相应者，乃服之。

少阴病（四逆），其人或咳，或悸，或小便不利，或腹中痛，或泄利下重者，回逆散③主之。

甘草（炙）　　枳实（破，水渍，炙干）　　柴胡　芍药

---

① 通脉回逆汤：《宋本》作"通脉四逆汤"。
② 脉：《宋本》无。
③ 回逆散：《宋本》作"四逆散"。

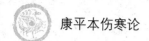

上四味，各等①分，捣筛，白饮和服方寸匕，日三服。

咳者，加五味子、干姜各五分，并主下利；悸者，加桂枝五分；小便不利者，加茯苓五分；腹中痛者，加附子一枚，炮令折②；泄利下重者，先以水五升煮薤白三茎③。煮取三升，去滓，以散三才④寸匕内汤中，煮取一升半，分温再服。

少阴病，下利六七日，咳而呕渴，心烦不得眠者，猪苓汤主之。

猪苓⑤　茯苓　阿胶　泽泻　滑石_{各一两}

上五味，以水四升，先煮四物，取二升，去滓，内阿胶烊尽，温服七合，日三服。

少阴病，得之二三日，口燥咽干者，急下之，宜大承气汤⑥。

少阴病，自利清水，色纯青，心下必痛，口干燥者，可下之，宜大承气汤⑦。

------

① 等：《宋本》作"十"。
② 折：《宋本》作"坼"。
③ 茎：《宋本》作"升"。
④ 才：《宋本》作"方"。
⑤ 猪苓：《宋本》后有"去皮"二字。
⑥ 少阴病……宜大承气汤：《宋本》此条下有大承气汤药物组成及煎服法。
⑦ 宜大承气汤：《宋本》后有"一法用大柴胡汤"七字。

少阴病六七日，腹胀不大便者，急下之，宜大承气汤。

少阴病，脉沉者，急温之，宜回逆汤①。

甘草二两（炙）　　干姜一两半　附子一枚（生用，去皮，破八片）

上三味，以水三升，煮取一升二合，去滓，分温再服。

强人可大附子一枚，干姜三两。

少阴病，饮食入口则吐，心中温温欲吐，复不能吐，始得之，手足寒，脉弦迟②（脉弦迟者，此胸中实），不可下也（当吐之）。若膈上有寒饮，干呕者，不可吐也，当温之，宜回逆汤③。

少阴病，下利，脉微涩，呕而汗出，必数更衣，反少者，当温其背④上，灸之⑤。

① 回逆汤：《宋本》作"四逆汤"。
② 脉弦迟：《宋本》无。
③ 回逆汤：《宋本》作"四逆汤"。
④ 背：《宋本》无。
⑤ 灸之：《宋本》作"灸之"，且后有"《脉经》云，灸厥阴可五十壮"十字。

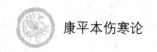

辨厥阴病^①

厥阴之为病，_{（消渴）}气上撞心，心中疼热，饥而不欲食，食则吐^②_{（吐蛔）}。下之利不止。

厥阴中风，脉微浮为欲愈，不浮为未愈。

厥阴病欲解时，从丑至卯上。

厥阴病，渴欲饮水者，少少与之愈。

诸四逆厥者，不可下之，虚家亦然。

伤寒先厥，后发热而利者，必自止，见厥复利。

伤寒始发热六日，厥反九日而利。凡厥利者，当不能食，今反能食者，恐为除中^③。食以索饼，不发热者，知胃气尚在，必愈，恐暴热来出而复去也。后三^④日脉之，其热续在者，□^⑤期之旦日夜半愈。所以然者，本发热六日，厥反九日，复发热三日，并六日^⑥，亦为九日，与厥阴^⑦相应，故期之旦日夜半愈。后三日

---

① 辨厥阴病：《宋本》作"辨厥阴病脉证并治"。
② 吐：《宋本》无。
③ 除中：《宋本》后有"一云消中"四字。
④ 三：《宋本》无。
⑤ □：《宋本》亦无文字。
⑥ 并六日：《宋本》作"并前六日"。
⑦ 厥阴：《宋本》作"厥"。

脉之而脉数，其热不罢者，此为热气有余，必发痈脓也。

伤寒脉迟六七日，而反与黄芩汤彻其热。脉迟为寒，今与黄芩汤，复除其热，腹中应冷，当不能食，今反能食，此名除中，必死。

伤寒先厥后发热，下利必自止，而反汗出，咽中痛者，其喉为痹。发热无汗，而利必自止，若不止，必便脓血，便脓血者，其喉不痹。

伤寒二三①日至四五日厥者，必发热，前热者后必厥，厥深者热亦深，厥微者热亦微。厥应下之，而反发汗者，必口伤烂赤。

伤寒病，厥五日，热亦五日，设六日当复厥，不厥者自愈。厥终不过五日，以热五日，故知自愈。

凡厥者，阴阳气不相顺接，便为厥注厥者，手足厥冷者是②。

伤寒脉微而厥，至七八日肤冷，其人躁无暂安时者，（此为脏厥）非为③蛔厥也注蛔厥者，其人当吐蛔。论令病者静，而复时烦④（此为脏寒）注蛔上入其膈，故烦，论须臾复止，

---

① 二三：《宋本》作"一二"。
② 手足厥冷者是：《宋本》作"手足逆冷者是也"。
③ 为：《宋本》无。
④ 而复时烦：《宋本》后有"者"字。

得食而呕，又烦①（烦者，蛔闻食臭出），其人当②自吐蛔。蛔厥者，乌梅丸主之（注又主久利）。

乌梅三百枚　　细辛六两　　干姜十两　　黄连十六两　　当归四两

附子六两（炮，去皮）　　蜀椒四两（出汗）　　桂枝六两（去皮）

人参六两　　黄蘗六两

上十味，异捣筛，合治之，以苦酒渍乌梅一宿，去核，蒸之五斗米下，饭熟捣成泥，和药令相得，内臼中，与蜜杵二千下，丸如梧桐子大，先食饮服十丸，日三服，稍加至二十丸。禁生冷、滑物、臭食等。

伤寒，热少厥微③，指④头寒，嘿嘿不欲食，烦躁，数日小便利，色白者，此热除也，欲得食，其病为愈。若厥而呕，胸胁烦满者，其后必便血。

病者手足厥冷，言我不结胸，小腹满，按之痛者，此冷结在膀胱关元也。

伤寒发热四日，厥反三日，复热四日，厥少热多者，其病当愈。四日至七日，热不除者，必便脓血。

伤寒厥四日，热反三日，复厥五日，其病为进。寒多热少，阳气退，故为进也。

---

① 烦：《宋本》无。
② 当：《宋本》作"常"。
③ 厥微：《宋本》作"微厥"。
④ 指：《宋本》后有"一作稍"三字。

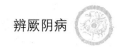

伤寒六七日，脉微，手足厥冷，烦躁，炙①厥阴，厥不还者，死。

伤寒发热，下利，厥逆，躁不得卧者，死。

伤寒发热，下利至甚，厥不止者，死。

伤寒六七日不利，便发热而利，其人汗出不止者，死。有阴无阳故也。

伤寒五六日，不结胸，腹濡，脉虚，复厥者，不可下，此亡血，下之死。发热而厥，七日下利者，为难治。

伤寒脉促，手足厥逆者②，可炙之③。

伤寒脉滑而厥者，里有热也④，白虎汤主之⑤。

手足厥寒，脉细欲绝者，当归回逆汤⑥主之。

若其人内有久寒者，宜当归回逆加吴茱萸生姜汤⑦。

又方⑧

当归三两　桂枝三两（去皮）　芍药三两　细辛三两　甘

---

① 炙：《宋本》作"灸"。
② 者：《宋本》无。
③ 可炙之：《宋本》作"可灸之"，且后有"促一作纵"四字。
④ 也：《宋本》无。
⑤ 白虎汤主之：《宋本》后有白虎汤药物组成及煎服法。
⑥ 当归回逆汤：《宋本》作"当归四逆汤"。
⑦ 当归回逆加吴茱萸生姜汤：《宋本》作"当归四逆加吴茱萸生姜汤"，下同。
⑧ 又方：此下为当归四逆汤药物组成及煎服法，《宋本》位于上方"当归四逆汤"条下。

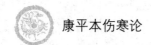

草二两（炙）　　通草二两　大枣二十五枚（擘，一法十二枚）

上七味，以水八升，煮取三升，去滓，温服一升，日三服。

当归回逆加吴茱萸生姜汤

当归三两　芍药三两　甘草二两（炙）　　通草二两　桂枝三两（去皮）　细辛三两　生姜半斤（切）　茱萸①二升　大枣二十五枚（擘）

上九味，以水六升，清酒六升和，煮取五升，去滓，分温五服②。

大汗出，热不去，内拘急，四肢疼，又下利，厥逆而恶寒者，回逆汤主之③。

大汗，若大下利而厥冷者，回逆汤④主之。

病人手足厥冷，脉乍紧者，邪结在胸中，心下满而烦，饥不能食者，病在胸中，当须吐之，宜瓜蒂散⑤。

伤寒厥而心下悸，宜先治水，当服茯苓甘草汤，却治其厥；不尔，水渍入胃，必作利也⑥。

―――――

① 茱萸：《宋本》作"吴茱萸"。

② 分温五服：《宋本》作"温分五服"，且其后有"一方，水酒各四升"七字。

③ 回逆汤主之：《宋本》作"四逆汤主之"，且其后有四逆汤药物组成及煎服法。

④ 回逆汤：《宋本》作"四逆汤"。

⑤ 宜瓜蒂散：《宋本》其后有瓜蒂散药物组成及煎服法。

⑥ 伤寒厥……必作利也：《宋本》此条文后有茯苓甘草汤药物组成及煎服法。

伤寒六七日，大下后，（寸）脉沉而迟，手足厥逆，与回逆汤①。下部脉不至，咽喉②不利，唾脓血，泄利不止者（为难治），属麻黄升麻汤③。

麻黄二两半（去节）　升麻一两一分　当归一两一分　知母十八铢　黄芩十八铢　萎蕤十八铢（一作菖蒲）　芍药六铢　天门冬六铢（去心）　桂枝六铢（去皮）　茯苓六铢　甘草六铢（炙）　石膏六铢（碎，绵裹）　白术六铢　干姜六铢

上十四味，以水一斗，先煮麻黄一两沸，去上沫，内诸药，煮取三升，去滓，分温三服，相去如炊三斗米顷令尽，汗出愈。

伤寒四五日，腹中痛，若转气下趣少腹者，此欲自利也。

伤寒本自寒下，医复吐下之，寒格，更逆吐下。若食入口即吐，干姜黄芩黄连人参汤主之。

干姜　黄芩　黄连　人参各三两

上四味，以水六升，煮取二升，去滓，分温再服。

下利，有微热而渴，脉弱者，令④自愈。

下利，脉数，有微热汗出，令⑤自愈。设复紧，为

---

① 与回逆汤：《宋本》无。
② 咽喉：《宋本》作"喉咽"。
③ 属麻黄升麻汤：《宋本》作"麻黄升麻汤主之"。
④ 令：《宋本》作"今"。
⑤ 令：《宋本》作"今"。

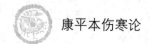

未解①。

下利，手足厥冷，无脉者，灸②之不温，若脉不还，反微喘者，死。小阴③负趺阳者，为顺也。

下利，寸脉反浮数，尺中自涩者，必清脓血。

下利，脉沉弦者，下重也；脉大者，为未止；脉微弱数者，为欲自止，虽发热，不死。

下利清谷，不可攻表，汗出必胀满④。下利，脉沉而迟，其人面少赤，身有微热，下利清谷者，必郁冒，汗出而解。

病人必微厥，所以然者，其面戴阳，下虚故也。

下利，脉数而渴者，令⑤自愈。设不差，必清脓血，以有热故也。

下利后脉绝，手足厥冷，晬时脉还，手足温者生，脉不还者死。

伤寒下利，日十余行，脉反实者死。

下利清谷，里寒外热，汗出而厥者，通脉回逆汤

---

① 为未解：《宋本》后有"一云，设脉浮复紧"七字。
② 灸：《宋本》作"炙"。
③ 小阴：《宋本》作"少阴"。
④ 下利清谷，不可攻表，汗出必胀满：《宋本》此段文字位于"下利，寸脉反浮数，尺中自涩者，必清脓血"条下。
⑤ 令：《宋本》作"今"。

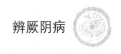

主之①。

热利下重者，白头翁汤主之。

白头翁二两　黄蘗三两　黄连三两　秦皮三两

上四味，以水七升，煮取二升，去滓，温服一升，不愈更服一升。

下利，腹胀满，身体疼痛者，先温其里，乃攻其表。温里宜回逆汤②，攻表宜桂枝汤③。

下利欲饮水者，以有热故也，白头翁汤主之。

下利谵语者，有燥屎也，宜小承气汤④。

下利后更烦，按之心下濡者，为虚烦也，宜豉子豉汤⑤。

呕家有痈脓者，不可治呕，脓尽自愈。

呕而脉弱，小便复利，有微热⑥，见厥者难治，回逆汤⑦主之。

---

① 通脉回逆汤主之：《宋本》作"通脉四逆汤主之"，且其后有通脉四逆汤药物组成及煎服法。

② 回逆汤：《宋本》作"四逆汤"。

③ 攻表宜桂枝汤：《宋本》此后有桂枝汤药物组成及煎服法。

④ 宜小承气汤：《宋本》此后有小承气汤药物组成及煎服法。

⑤ 宜豉子豉汤：《宋本》作"宜栀子豉汤"，且其后有栀子豉汤药物组成及煎服法。

⑥ 有微热：《宋本》作"身有微热"。

⑦ 回逆汤：《宋本》作"四逆汤"。

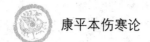

干呕吐涎沫，头痛者，吴茱萸汤主之①。

呕而发热者，小柴胡汤主之②。

伤寒大吐大下之，极虚，复极汗出③者，其人外气怫郁，复与之水，以发其汗，因得哕。所以然者，胃中寒冷故也。

伤寒哕而腹满，视其前后，知何部不利，利之即愈。

---

① 干呕吐涎沫，头痛者，吴茱萸汤主之：《宋本》此条下有吴茱萸汤药物组成及煎服法。

② 呕而发热者，小柴胡汤主之：《宋本》此条下有小柴胡汤药物组成及煎服法。

③ 汗出：《宋本》作"汗"。

辨厥阴病　霍乱①

问曰：病有霍乱，何②？答曰：呕吐而利，此名霍乱。

问曰：病发热头痛，身疼恶寒，吐利者，此属何病？答曰：此名霍乱，霍乱自吐下，又利止，复发热也③。

伤寒，其脉微涩④，本是霍乱，今是伤寒，却四五日，至阴经上，转入阴必利，本呕下利者，不可治也。欲以⑤大便，而反失气，仍不利⑥，此属阳明也，便必鞕，十三日愈，所以然者，经尽故也。下利后，当便鞕，鞕则能食者愈，今反不能食，到后经中，颇能食，复过一经能食，过之一日当愈，不愈者，不属阳明也。

吐利⑦恶寒，脉微⑧而复利（利止，亡血也），回逆加人

---

① 辨厥阴病　霍乱：《宋本》作"辨霍乱病脉证并治"。
② 病有霍乱，何：《宋本》作"病有霍乱者，何"。
③ 复发热也：《宋本》作"复更发热也"。
④ 其脉微涩：《宋本》后有"者"字。
⑤ 以：《宋本》作"似"。
⑥ 仍不利：《宋本》后有"者"字。
⑦ 吐利：《宋本》无。
⑧ 微：《宋本》后有"一作缓"三字。

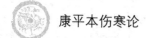
参汤^①主之。

甘草_{二两（炙）}　附子_{一枚（生，去皮，破八片）}　干姜_{一两半}

人参_{一两}

上四味，以水三升，煮取一升二合，去滓，分温再服。

吐利^②，_{（霍乱）}头痛发热，身疼痛，热多欲饮水者，五苓散主之；寒多不用水者，理中丸主之^③。

人参　干姜　甘草_{（炙）}　白术_{各三两}

上四味，捣筛，蜜和为丸，如鸡子黄许大。以沸汤数合，和一丸，研碎，温服之_{（注）日三四，夜一^④}服。

腹中未热，益至三四丸，然不及汤。汤法，以四物，依两数切，用水八升，煮取三升，去滓，温服一升，日三服。

若脐上筑者，肾气动也，去术，加桂四两；吐多者，去术，加生姜三两；下多者，还用术^⑤；悸者，加茯苓二两；渴欲得水者，加术^⑥，足前成四两半；腹中痛者，加人参，足前成四两半；寒者，加干姜，足前成

---

① 回逆加人参汤：《宋本》作"四逆加人参汤"。
② 吐利：《宋本》无。
③ 理中丸主之：《宋本》此条文后有五苓散药物组成及煎服法。
④ 一：《宋本》作"二"。
⑤ 术：《宋本》作"术"。
⑥ 术：《宋本》作"术"。

四两半；腹满者，去木①，加附子一枚。服汤后如食顷，饮热粥一升许，微自温，勿发揭衣被。吐利止而身痛不伏②者，当消息和解其外，宜桂枝汤。(小和利之③)

吐利汗出，发热恶寒，四肢拘急，手足厥冷者，回逆汤主之④。

既吐且利，小便复利，而大汗出，下利清谷，内寒外热，脉微欲绝者，回逆汤⑤主之。吐已下断，汗出而厥，四肢拘急不解，脉微欲绝者，通脉回逆加猪胆汁汤⑥主之。

甘草二两（炙）　干姜三两（强人可四两）　附子大者一枚（生，去皮，破八片）　猪胆汁半合

上四味，以水三升，煮取一升二合，去滓，内猪胆汁，分温再服（其脉即来）注无猪胆，以羊胆代之。

吐利发汗，脉平，小烦者，新虚不胜谷气故也⑦。

---

① 木：《宋本》作"术"。
② 伏：《宋本》作"休"。
③ 小和利之：《宋本》无"利"字，且此条文后有桂枝汤药物组成及煎服法。
④ 回逆汤主之：《宋本》作"四逆汤主之"，且其后有四逆汤药物组成及煎服法。
⑤ 回逆汤：《宋本》作"四逆汤"。
⑥ 通脉回逆加猪胆汁汤：《宋本》作"通脉四逆加猪胆汁汤"。
⑦ 新虚不胜谷气故也：《宋本》前有"以"字。

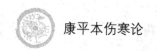

辨阴阳易差后劳复病①

伤寒阴阳易之为病，其人身体重，小气②，少腹里急，或引阴中拘挛，热上冲胸，头重不欲举，眼中生花③，膝胫拘急者，烧裈散主之。

妇人中裈近隐处，取烧作灰。

上一味，水服方寸匕，日三服。小便即利，阴头微肿㊟此为愈矣。妇人病取男子裈烧服。

大病差后，劳复者，枳实栀子汤主之。

枳实三枚（炙）　　栀子十四个（擘）　　豉一升（包绵④）

上三味，以清浆水七升，空煮取四升，内枳实、栀子，煮取二升，下豉，更煮五六沸，去滓，温分再服，覆令微似汗㊟若有宿食者，内大黄如博棋子五六枚，服之愈。

伤寒差以后，更发热，小柴胡汤主之。

---

① 辨阴阳易差后劳复病：《宋本》作"辨阴阳易差后劳复病脉证并治"。
② 小气：《宋本》作"少气"。
③ 花：《宋本》后有"花，一作眵"四字。
④ 包绵：《宋本》作"绵裹"。

脉浮者，少以汗解之。脉沉实者，少以下解之^①。

大病差后，从腰以下有水气者，牡蛎泽泻散主之。

牡蛎（熬）　　泽泻　　蜀漆（暖水洗，去腥）　　葶苈子（熬）

商陆根（熬）　　海藻^②　　栝蒌根各等分

上七味，异捣，下筛为散，更于旧^③中治之，白饮和服方寸匕，日三服。小便利，止后服。

大病差后，喜唾，久不了了（胸上有寒，当以丸药温之），宜理中丸^④。

伤寒解后，虚羸少气，逆欲吐^⑤，竹叶石膏汤主之。

竹叶二把　　石膏^⑥　　半夏半升^⑦（洗）　　麦门冬一升（去心）

人参二两　　甘草二两（炙）　　粳米半升

上七味，以水一斗，煮取六升，去滓，内粳米，煮米熟，汤成去米，温服一升，日三服。

病人脉已解，而日暮微烦，以病新差，人强与谷，脾胃气尚弱，不能消谷，故令微烦，损谷则愈。

---

① 脉浮者……少以下解之：《宋本》文中无两"少"字，"实"后《宋本》有"一作紧"三字，《宋本》此条文下有小柴胡汤药物组成及煎服法。

② 海藻：《宋本》后有"洗，去咸"三字。

③ 旧：《宋本》作"臼"。

④ 宜理中丸：《宋本》此条下有理中丸药物组成及煎服法。

⑤ 逆欲吐：《宋本》作"气逆欲吐"。

⑥ 石膏：《宋本》作"石膏一斤"。

⑦ 半升：《宋本》作"半斤"。

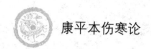

　　凡疗治之方，有奇恒之理奥，毒药之化机，又经旨之所秘，多传方文字，传法□□□□□□□□□□□□□□□□□□□□□□□□□□□□□□□□□□□□□□□中之学，先讲家传之论说，而后可令递四部之教习□也。

　　康平三年二月十七日
　　侍医丹波雅忠
　　贞和二年十二月十五日以家秘说授典药权助毕
　　和气朝臣嗣成

　　　　　　　　　南山隐士山秋五徂谨书